智慧生活
健康饮食

绕开日常饮食的100个误区

刘烈刚　杨雪锋　主编

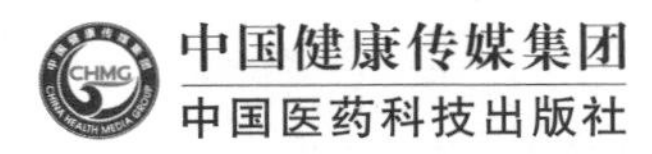

内容提要

本民以食为天，饮食安全对于每个人都十分重要。本书详细介绍了普遍存在于老百姓饮食观念中的100个日常饮食误区，全面涵盖了饮食观、谷薯类食物、蔬菜水果、鱼禽肉蛋、调味品、饮品、饮食习惯及饮食器具等方面。全书内容充实，语言通俗易懂，科学性及实用性强，把正确和不正确的同时列出，教大家如何正确地吃，怎样才能充分发挥食材的营养，帮助大家绕开饮食误区，吃出健康好身体。本书适合广大读者参考阅读。

图书在版编目（CIP）数据

绕开日常饮食的100个误区 / 刘烈刚，杨雪锋主编. —北京：中国医药科技出版社，2019.5

（智慧生活·健康饮食）

ISBN 978-7-5214-0719-8

Ⅰ.①绕… Ⅱ.①刘… ②杨… Ⅲ.①饮食营养学－基本知识 Ⅳ.①R155.1

中国版本图书馆CIP数据核字(2019)第021166号

绕开日常饮食的 100 个误区

美术编辑 陈君杞
版式设计 大隐设计

出版 中国健康传媒集团 | 中国医药科技出版社
地址 北京市海淀区文慧园北路甲 22 号
邮编 100082
电话 发行：010-62227427 邮购：010-62236938
网址 www.cmstp.com
规格 710×1000mm 1/16
印张 12 1/2
字数 117 千字
版次 2019 年 5 月第 1 版
印次 2019 年 5 月第 1 次印刷
印刷 三河市万龙印装有限公司
经销 全国各地新华书店
书号 ISBN 978-7-5214-0719-8
定价 39.00 元

编委会

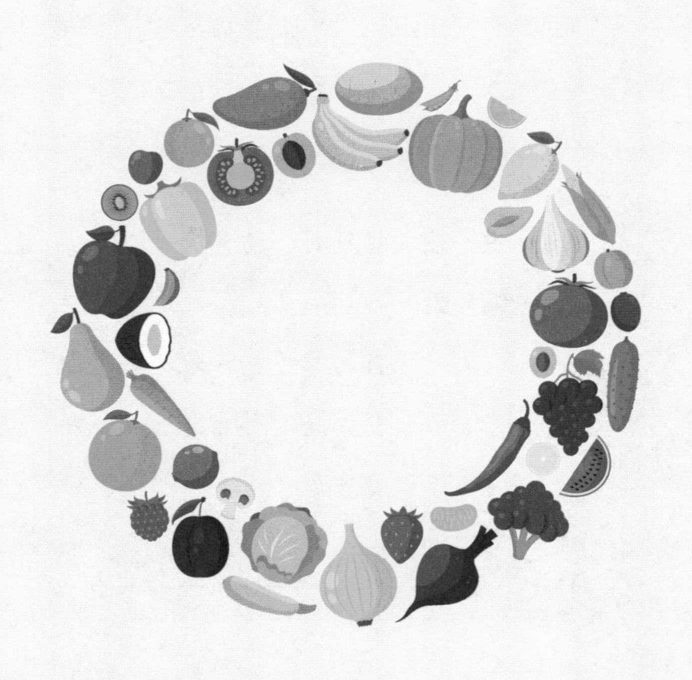

前言

众所周知，食品是人类赖以生存的基本物质基础。当今社会，随着生活水平的不断提高，人们已不必为吃不饱饭而担心，“食以安为先”的观念渐渐成为食品问题的主题。

饮食与我们的生活、健康息息相关。随着现代农业、工业的发展，食品越来越多样化，人们对食品的需求也越来越高。因此，科学认识食品，学习正确的饮食习惯和方法，保障饮食健康安全对每个人都至关重要。

然而，在我们的日常生活中，常常遇到各种各样有关饮食方面的问题。例如，食品添加剂有害吗？进口食品比国产食品好吗？胡萝卜发芽还可以吃吗……这些问题都与我们的身体健康息息相关。因此，作为消费者，掌握必要的食品安全知识，了解日常生活中的饮食误区，提高食品安全意识，可以有效地避免食品安全事件的伤害。

本书从饮食观、谷薯类食物、蔬菜水果、鱼禽肉蛋、调味品、饮品、饮食习惯及饮食器具等方面，对生活中常见的100个误区进行了详细地解答。同时，对日常生活中应该注意哪些问题才能消除食品安全风险，以及如何科学地食用食品才能预防食品安全风险等问题也在书中给出了答案。

希望广大读者可以通过阅读本书，绕开日常生活中的饮食误区，了解到哪些是可能导致食品不安全的危险因素，哪些并不是真正的食品安全问题，如何正确地吃，怎样才能充分发挥食材的营养，从而吃出健康好身体。

编者

2019 年 1 月

目录

饮食观误区

谷薯类食物食用误区

蔬菜水果食用误区

鱼、禽、肉、蛋食用误区

调味品食用误区

饮品饮用误区

饮食习惯误区

饮食器具使用误区

饮食观误区

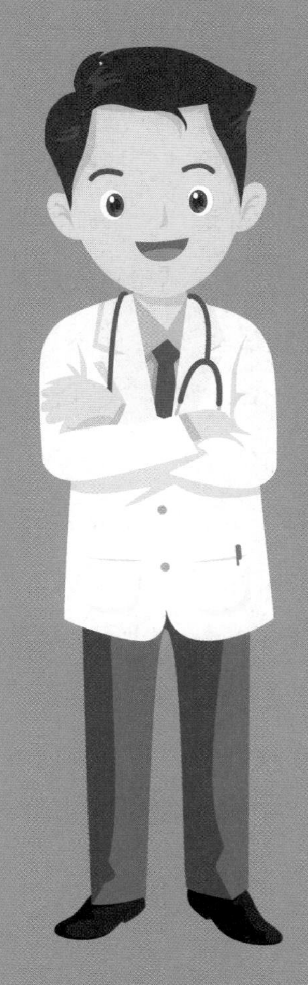

1/

食品安全真“零风险”吗

事实上，食品安全是做不到“零风险”的。我们应该做的是尽量减少这些有害因素在食品中的含量，将它们带来的健康风险降到最低。

事实上，食品安全是做不到“零风险”的。因为“零风险”只存在于理想环境中，而在现实环境中，任何事都是存在风险的，只不过风险有高有低罢了。食品安全问题也是同样的道理。由于我们生活的环境是由无数物质构成的复杂世界，而不是生活在真空中，且我们日常吃的食品也不是在真空中生产的，因此，这就使得每种食品都不可避免地会受到某些有害因素污染，且这些有害因素是无法完全消除的。存在有害因素就会存在风险，所以食品安全的“零风险”是做不到的。

那我们应该怎么办呢？其实，任何物质，会不会对我们的健康造成损害，关键要看我们吃了多少。就算是那些看起来无害的“好”的物质，如果吃多了也可能会引起危害。

由此可见，食品中存在有害因素并不可怕，因为它们本来就是不可避免的。我们应该做的是尽量减少这些有害因素在食品中的含量，将它们带来的健康风险降到最低。

2/

“不含防腐剂”“零添加”的食品更安全吗

“不含防腐剂”“零添加”食品不一定更安全！

很多消费者认为“不含防腐剂”“零添加”更安全，一些商家也瞄准了消费者的这一心理，使用这样的描述来迎合消费者。但消费者的这种想法是正确的吗？

事实上，防腐剂主要是用来防止食品腐败变质的一种食品添加剂。有些食品，如果不加防腐剂可能在未出厂前就变质了，甚至还可能产生毒素；也有一些食品，根本就不需要添加防腐剂，因为它们具有天然不适合微生物生长的环境，如腌渍食品（高盐）、蜂蜜（高糖）、方便面饼（干燥）等。因此，有些声称“不含防腐剂”的食品完全是商家的一种营销策略。至于“零添加”就更不可信了，因为在现代食品工业环境下，很难找到完全不使用食品添加剂的加工食品了。

3/

食品添加剂有害吗

食品添加剂是否有害，本质不在食品添加剂本身，而在于如何使用食品添加剂，如果是科学合法合理使用，就都是安全的。

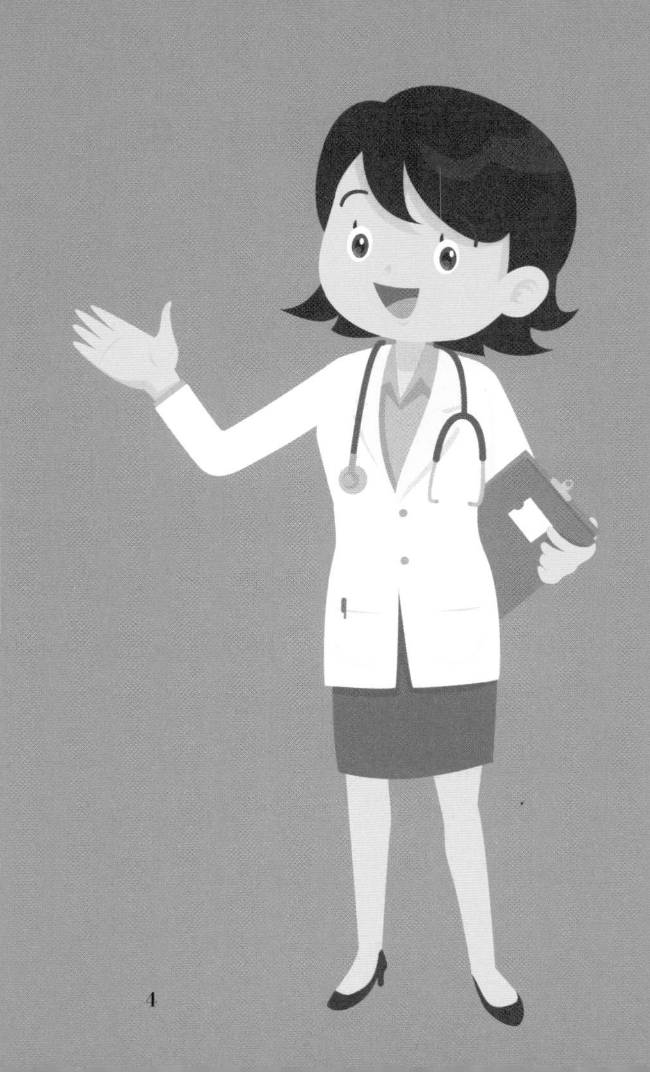

近年来，由于一系列食品安全事件的发生，社会公众对食品添加剂的安全性十分关注，食品添加剂也成为无良商家牟利、违法、伤害的代名词，被推上了风口浪尖。那么，食品添加剂究竟有没有害呢？

首先来认识一下什么是食品添加剂。我国对食品添加剂的定义是“为改善食品品质和色、香、味，以及防腐和加工工艺需要而加入食品中的化学合成或天然物质”。食品添加剂已广泛用于现代食品工业，有人说食品添加剂是现代食品工业的“灵魂”，如果没有食品添加剂，我们就不可能吃到冰淇淋、酸奶等美味的食品。

我国在食品添加剂的申报批准、生产和使用上都有严格的程序和标准，我国《食品添加剂使用标准》（GB 2760–2014）规定了食品添加剂的使用原则、允许使用的添加剂品种、使用范围及最大使用量或残留量。因此，按法规规定添加使用食品添加剂后的食品都是安全的。

然而，有些人还是对食品添加剂唯恐避之不及。其主要有两方面的原因，一是有些食品生产者违反法律法规的规定，将不允许使用的物质如苏丹红、三聚氰胺等擅自违法添加到食品中；二是存在超范围和超量使用（如过量使用发色剂硝酸盐和亚硝酸盐，导致残留量超标），或使用不符合质量规格标准（如使用工业级的色素）的食品添加剂的问题。

因此，食品添加剂是否有害，本质不在食品添加剂本身，而在于如何使用食品添加剂，如果是科学合法合理使用，就都是安全的。

4/

加在食品中的添加剂就是食品添加剂吗

食品添加剂是为改善食品品质和色、香、味，以及为防腐、保鲜和加工工艺的需要而加入食品中的人工合成或者天然物质。目前我国批准使用的食品添加剂约有 2000 种，按功能分为 23 个类别，常见的有防腐剂、膨松剂、香料（香精）、着色剂（色素）、加工助剂、营养强化剂等。那么，加在食品中的添加剂就是食品添加剂吗?

其实不然，凡是不在《食品添加剂使用标准》(GB 2760–2014)名单中的物质都不是食品添加剂。一些不法商贩为了谋取利益，加入不在国家标准允许范围内的物质，如“苏丹红鸭蛋”“塑化剂饮料”“三聚氰胺奶粉”等，或使用工业级产品，如工业明胶、工业柠檬酸、工业硫酸铜等，均属于违法添加食品添加剂的行为。

因此，加在食品中的添加剂必须是符合国家标准的食品添加剂，超出规定范围的添加剂都不属于食品添加剂。

5/

食品中一定要加食品添加剂吗

目前市场上的大多数食品都含有食品添加剂。但很多人认为，好端端的“食品”，为什么一定要加入添加剂呢?

其实，在食品加工中，使用食品添加剂具有很重要的作用。例如，浓缩果汁中的维生素 C，是为了保持或提高食品的营养价值；添加抗氧化剂，可以提高食品的质量，防止食品氧化，保证口感；冰淇淋中的乳化剂、增稠剂，可改善食品感官特性；罐头有了防腐剂，便于食品的生产和流通等。

因此，在我们的日常生活中，如果没有了食品添加剂，那么很多食品我们很可能就吃不到了。

6/

怎样走出食用色素的误区

允许使用的食用色素，无论天然的还是人工合成的，只要是在规定的范围内规范合法使用的，就都是安全的。

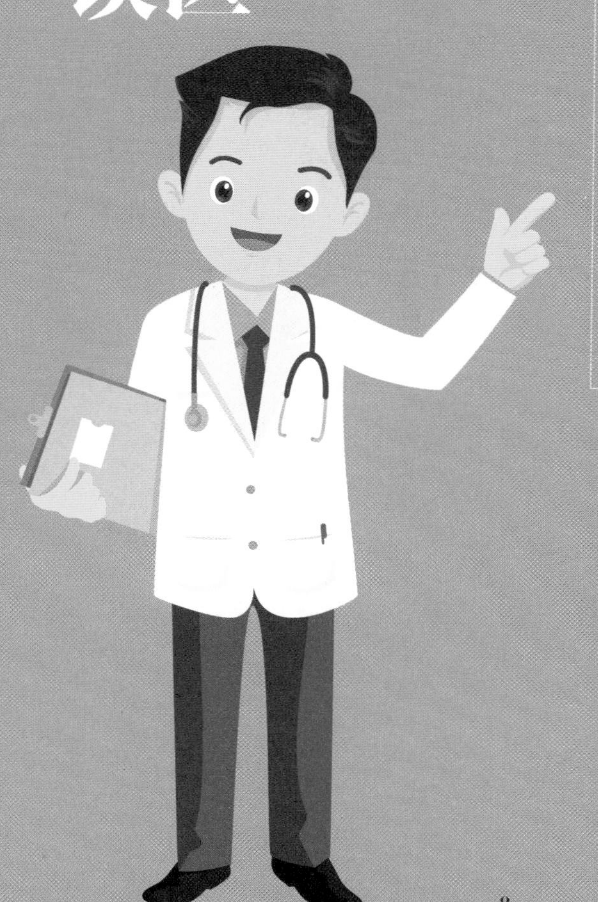

食用色素有害吗？相信这是很多人都会有的疑问。那么，我们对食用色素的误解究竟有多深？

食用色素，又名着色剂，是食品添加剂中的一类，是使食品赋予色泽和改善食品色泽的物质。按其来源和性质可分为天然色素和合成色素两类。食用天然色素是来自天然物质（取材于动植物或者微生物代谢产物）、利用一定的加工方法获得的有机着色剂，如红曲米、焦糖色、甜菜红、紫胶红、番茄红素、β－胡萝卜素；食用合成色素也称为食用合成染料，系采用化学方法人工合成所得到的有机色素，如苋菜红、柠檬黄、靛蓝等。我国《食品添加剂使用标准》（GB 2760—2014）规定了允许使用的色素品种、使用范围及最大使用量，以及各类食品中按生产需要适量使用的品种。

对于食用色素的使用，有的人可能存在一些误区。例如，有人认为天然色素比人工合成色素更安全，其实不然。天然色素和人工合成色素在原料、提取、加工过程中都存在一定的安全问题，而有些天然色素还缺乏毒理学资料，因此并不是天然色素就更安全。允许使用的食用色素，无论天然的还是人工合成的，只要是在规定的范围内规范合法使用的，就都是安全的。如果超剂量、超范围使用，或将非食用色素如苏丹红等添加到食物中，就可能造成危害。

那是不是含有色素的食物就可以随便吃了呢？答案也是否定的。因为含有色素的加工食品，如各色糖果、果冻、碳酸饮料等，从营养的角度来讲，不应该成为我们日常的主要食物，尤其对于各器官功能不完善的儿童，大量长期摄入肯定是会损害健康的，所以应适当控制这些食物的摄入。

7/

保质期越长的食品防腐剂就越多吗

事实上，食品保质期的长短与防腐剂添加了多少是没有必然关系的，保质期越长并不意味着食品中含防腐剂越多。

随着现代食品工业的不断发展，产生了多种多样的食品添加剂，其中也包括防腐剂，直接添加到食品中就可延长保质期。因而，有人认为，保质期越长的食品防腐剂添加得越多，这是真的吗？

其实不然，食品保质期的长短与防腐剂添加了多少是没有必然关系的。决定食品的保质期有内部因素和外部因素。内部因素主要包括食物的水分含量、含盐量和含糖量等，如泡菜、蜂蜜、醋、酒等，由于其分别属于高盐、高糖、酸或酒精含量高的食品，具有抑制微生物生长繁殖的作用，所以能够大幅度延长保存时间。而外部因素主要包括食品的包装、生产工艺等，如饮料、常温奶、罐头等，通过高温杀菌、真空密封包装，同样无须添加防腐剂也能存放较长时间。

因此，保质期越长并不意味着食品中含防腐剂越多。有些食品，即使保质期较长，但在保存时也应留意，需按照食品包装上印制的储存条件来保存，以免“提前”变质。

8/

经过安检机的食物还能吃吗

随着社会的不断发展，我们的出行也方便了许多，例如乘坐地铁、火车、飞机等。不过这些都需要经过安检后才能乘坐，一些人会担心，面包、水、水果等食品经过安检后，会不会有辐射残留呢？

事实上，专家表示，虽然射线装置有强有弱，但不能一概而论。我国对于这方面的标准在世界范围内都是较为严格的，地铁、机场和一些特定场所设置的安检机的辐射量，都是控制在安全线以下的。而且，每台安检仪在使用前都要经过环保部门检定，必须在国家规定标准范围之内，通常远远低于对个人的承受限值。

另外，一个物体的辐射主要看自身的含量和成分，水果等食物不会因为 X 射线的照射产生残留，更不要说累积伤害了。因此，经过安检的食物，大家均可放心食用，不必过于担忧！

9/

进口食品一定比国产食品好吗

进口食品并不等于更安全的食品，且合格的国产食品在质量、口味等方面不比进口食品差。

日常生活中，很多人认为进口食品是最好、最安全的食品，所以去超市时都喜欢逛进口商品区，或网上海淘，甚至找朋友从国外代购。但是，这么费心买到的进口食品真的比国产食品更安全、更健康吗？

其实，并不是这样。有些经销商为了谋取更大的利益，会故意对产品做一些手脚。例如，有的不法商家从境外进口已过期的食品，但故意用加贴的中文标签遮盖住原包装上的外文日期，将“到期日”标识为“生产日期”，伪装成是刚生产不久的食品；还有的厂家擅自将进口食品进行包装或分装后销售。

另外，有些进口食品，生产、包装都在国内进行，或国内厂商到产地购买原材料，而在国内进行加工、分装和销售。而有的厂商是在国外注册商标，但产地难以确定，也可能是在国内生产的。

然而，即使真的是进口食品，也不一定是安全的。目前，市场上很多进口食品都出现过检测不合格的情况。这是由于我国执行的食品安全标准与国外有许多不同之处，甚至有些标准比国外的更加严格。

因此，进口食品并不等于更安全的食品。盲目地认为进口食品更安全健康的看法是片面的，合格的国产食品在质量、口味等方面不比进口食品差，而且有些质量标准甚至高于进口食品，我们更应该支持国货！

10/

天然食品一定比加工食品更安全吗

天然食品不一定比加工食品更安全。只要正确合理使用食品添加剂而得到所谓的加工食品，在一定程度上并不逊色于天然食品。

当前，由于食品安全事件的不断发生，很多人一提到加工食品就会提心吊胆，人们貌似更青睐市场上标有“纯天然”“无污染”“无添加”等字眼的食品。然而，这些天然食品真的安全吗？或许一不小心，你也会中招。

所谓天然食品，是相对于加工食品而言的，它是一种自然状态的食品。专家曾称天然食品的好处在于保持了大自然赋予的营养成分和保健作用。但事实上，目前国内外对天然食品并没有出台相关标准的界定，也没有专门的认证。天然、野生等食品商标其实只是一种对消费者的误导行为。

面对琳琅满目的天然食品，假如我们盲目地食用，必将会影响我们的健康。生活中经常会发生某人因“误食野蘑菇、毒河豚、新鲜的黄花菜、发芽的土豆、未熟的扁豆等”而中毒的事件，这一方面说明了有些天然动植物本身含有天然毒素，如新鲜的黄花菜本身含有秋水仙碱，它在体内会氧化变成二秋水仙碱，从而对人的呼吸道和消化道有一定的刺激性；另一方面也说明了不科学的膳食同样会给人们带来健康隐患，如土豆发芽会产生一种毒性相当强的“天然物质”——龙葵碱，食用后可出现呕吐、腹泻和神经毒性等中毒症状，严重者甚至会死亡。此外，许多天然植物在种植、收获、储存、制作过程中受到环境污染也会导致食品不安全。可见，天然食品一定安全的说法显然是存在误区的。

另外，专家认为，我国消费者对食品添加剂也存在一定的误解，应该辩证地看待食品添加剂。一些食品添加剂可以提高食品的质量和营养价值，改善食品的感观性质，延长食品的保质期等。因此，只要正确合理使用食品添加剂而得到所谓的加工食品，在一定程度上并不逊色于天然食品。

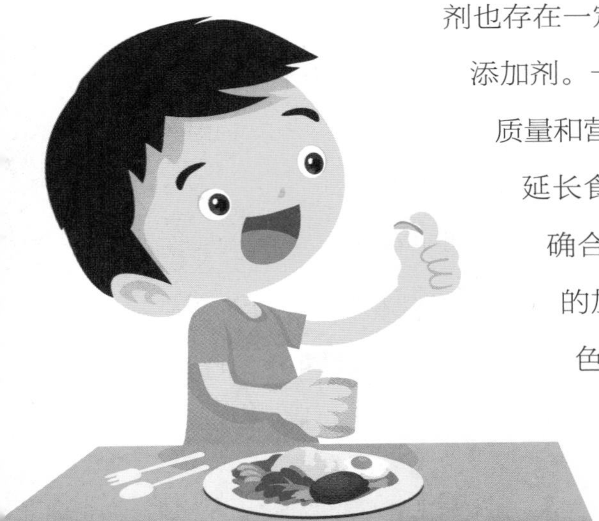

11/

有机食品一定更安全健康吗

有机食品不一定更安全健康。

当前，各种滥用激素、农药等事件都让我们“伤不起”！于是，我们在消费时更多地会停留在有机食品专柜，宁愿多花点钱也要买一份“安全”和“健康”。那么，有机食品一定更安全健康吗？

有机食品与普通食品的根本区别在于有机食品在生产过程中不使用有机化学合成肥料、农药、生长调节剂和畜禽饲料添加剂等物质，不采用基因工程获得的生物及其产物，而是根据有机农业生产要求和相应标准生产加工，并且通过合法的、独立的有机食品认证机构认证的农副产品及其加工品。

众所周知，有机食品通常价格较普通食品偏贵，但是否真的物有所值呢？首先，就农药残留问题而言，虽然有机食品在种植过程中不使用农药和化肥，但也无法在特定的空气、土壤和水分等环境中完全避免农药残留。即使是普通食品，其农药残留量往往也处于安全范围之内。其次，有机食品很难确保所用的有机肥是经过充分发酵的，有时其中没有被杀死的寄生虫卵和致病菌对人体造成的危害远比化肥或者农药严重得多。更关键的是，有大量实验研究表明，有机食品和普通食品在营养价值上无本质区别，我们需谨慎对待一些商家的宣传。此外，不是所有的家庭都能承受得起这种昂贵的支出，相反，他们可能会因为价格昂贵而忽视食物多样化、营养均衡的原则，这样反而得不偿失。

由此可见，有机食品虽然听起来可能会给人一种更加放心的感觉，但较普通食品在营养价值方面并无明显差异，且目前暂无确凿的证据能够证实有机食品比普通食品更安全健康。因此，有机食品并非万无一失的安全保障。

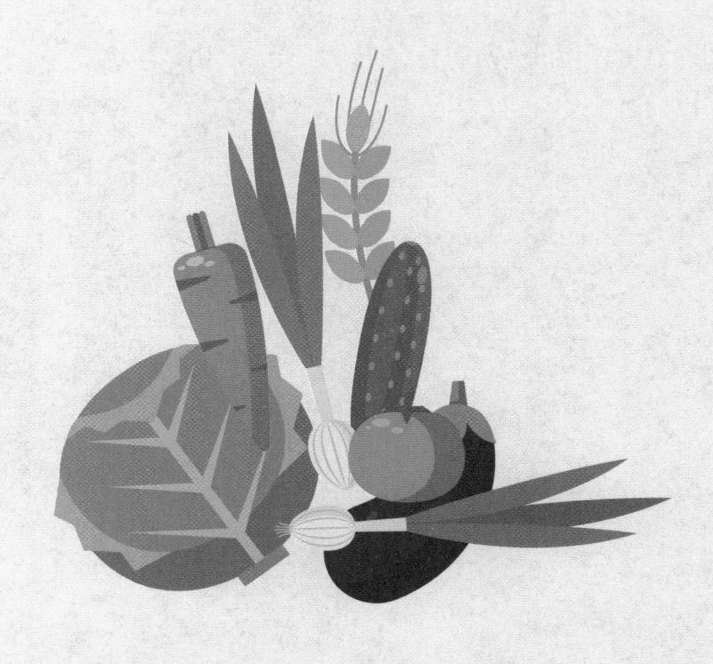

12/

非油炸零食更健康吗

“非油炸”也并不代表低脂肪，在食用“非油炸”零食时，我们同样需要控制食用量。

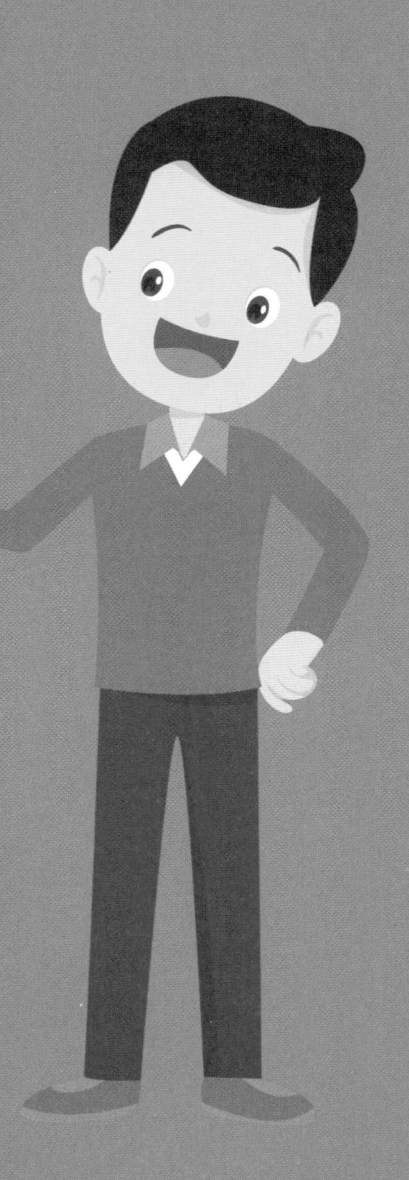

随着人们生活水平的不断提高，人们对健康也越来越重视，于是市场上有很多食品都打出“非油炸”的宣传口号来吸引消费者，并且成功赢得了很多人的青睐。但是这些“非油炸”食品真的就一定健康吗？

非油炸零食指的是不经过高温油炸，主要通过喷淋食用油后热风烘干形成的食品。其主要特点是由于烘干过程中的温度较油炸低，因此对营养素的破坏较小，并且相对于油炸食品，非油炸零食的油脂含量较少，所含热量也相对较低，水分含量较高。但是“非油炸”并不等同于不含油，它同样含一定量的油脂，对于纯能量食品和膨化食品等“非油炸”零食，依然会添加一定的油脂。

“非油炸”也并不代表低脂肪，一些市场上所谓的非油炸零食，为了使其口感酥脆，往往要加入高饱和的油脂，如大量的棕榈酸或硬脂酸。对于那些通过挤压膨化方法生产的膨化食品如虾条等，虽然不需要油炸，但其脂肪含量通常都在 15% 以上，少数产品甚至高达 30% 以上。

因此，“非油炸”零食并没有人们想象中的那么健康，在食用“非油炸”零食的时候，我们同样需要控制食用量。

13/

食品中真的能做到“零反式脂肪”吗

所谓的“零反式脂肪酸”食品并不代表一点不含反式脂肪酸，只不过是其中的含量较低。

近年来，在我们的日常生活中频繁出现着一个新鲜词汇——反式脂肪酸。人们可谓是谈反式脂肪酸色变。当越来越多的人对反式脂肪酸嗤之以鼻时，零反式脂肪酸食品正以“健康”“无害”的姿态进入人们的生活。现在很多食品包装上都特别标注有反式脂肪酸为“0”。那么，这些食品中真的能做到“零反式脂肪”吗？

我们先来看看什么是反式脂肪酸？在一般的天然食物中，不饱和脂肪酸的分子是弯曲的，两个氢原子位于碳原子的同一侧，称为顺式脂肪酸，常为液态；而在某些情况下（如植物油氢化），不饱和键两个氢原子位于碳原子的两侧，分子呈直线状排列在一起，称为反式脂肪酸，常为固态。反式脂肪酸经常出现在标识有人工黄油（奶油）、转化脂肪、人造植物黄油（奶油）、人造脂肪、氢化油、氢化棕榈油、起酥油、植物酥油等的食物中，植物油若烹调不当（反复煎炸）也会产生少量反式脂肪酸。

“零反式脂肪”食品其实并不是真的一点都不含反式脂肪酸。根据我国《预包装食品营养标签通则》规定，在食品配料中含有或生产过程中使用了氢化和（或）部分氢化油脂时，应标示反式脂肪（酸）的含量，如果每 100g 产品中含反式脂肪酸含量小于等于 0.3g，可标注为“0”。因此，所谓的“零反式脂肪酸”食品并不代表一点不含反式脂肪酸，只不过是其中的含量低于需要标示的值。

其实，我们大可不必对反式脂肪酸那么警惕。因为随着加工技艺的进步，采用特殊工艺后，一些含有氢化油脂的食品内反式脂肪酸的含量微乎其微。并且需要注意的是，不含有反式脂肪酸的食品并不意味着对人体没有不良影响，如棕榈油等，由于其饱和脂肪酸含量很高，同样对人体有害。因此，我们在选购食品时，应该仔细查看食品的配料表和营养标签，了解其具体成分，而不是单一看是否含有反式脂肪酸，一概而论，以偏概全。

14/

临近保质期的食品还能买吗

通常，消费者们都喜欢离生产日期较近的食品，因为这样的食品更新鲜，保存时间更久一些。然而，商场或超市里经常会降价销售一些临近保质期的食品，其价格有时比正价商品要优惠很多，十分有诱惑力。这时，人们往往会纠结，究竟能不能买临近保质期的食品呢？

事实上，保质期，是指产品的最佳食用期。保存期，是指在指明的存储条件下预计终止食用的时间，过了这个时间就不能食用了。保存期一般会比保质期长一点，因此，对于临近保质期的食品，只要储存得当，是不会有质量问题的，是可以食用的。

由此可见，关键是要看在买回临近保质期的食品后，能多长时间吃完。假如买了一瓶临近保质期的饮料，通常会立马喝完，所以是没有问题的。但假如买的是一罐临近保质期的辣酱，就需要考虑一下，因为辣酱买回家后需要一段时间才能吃完。

谷薯类食物食用误区

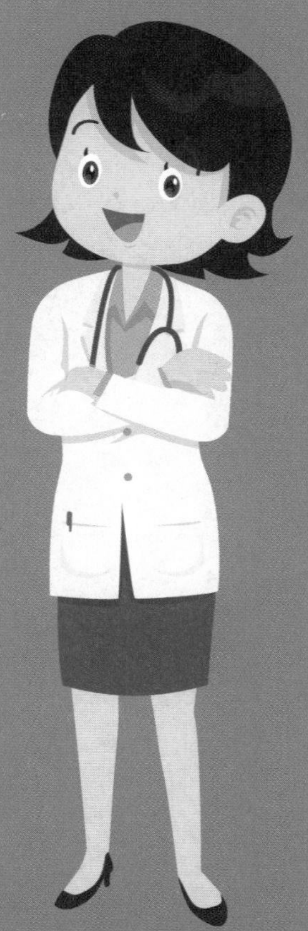

15/

米面越白越好吗

从营养学角度来看，米面不是越白越好，其实，糙米和全麦粉的营养价值也很高。

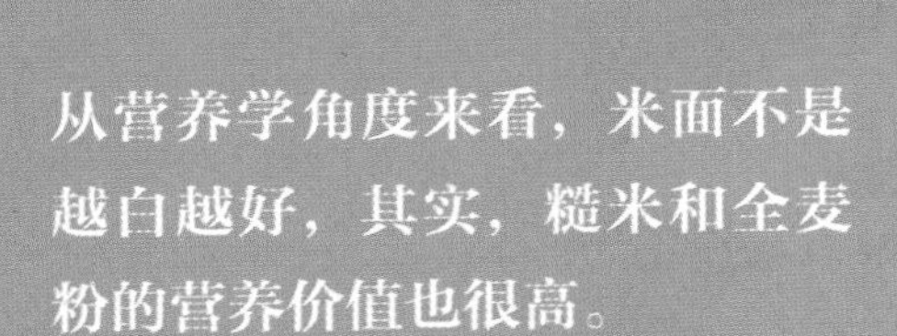

大米和面粉是我们日常饮食中不可缺少的谷类食物。有些人为了追求口感和风味，认为大米、面粉越白越好，这种说法正确吗?

从营养学角度来看，并不正确。因为谷粒分为 4 个部分，由外向里分别是谷皮、糊粉层、谷胚和胚乳，它们的营养成分不尽相同，功能也各不相同。其中谷皮含有纤维素、半纤维素和矿物质；糊粉层紧靠着谷皮，含有蛋白质和 B 族维生素；谷胚是谷粒发芽的地方，富含 B 族维生素和维生素 E，另外还有脂肪、蛋白质、碳水化合物和矿物质；胚乳是谷粒的中心部分，主要成分是淀粉和少量蛋白质。

如果经过精细化加工，谷皮和糊粉层会因加工而被去掉大部分，甚至被全部去掉，变成精米和精面（颜色较白），从而损失大量营养素，特别是 B 族维生素和矿物质。B 族维生素是推动体内代谢，将脂肪、糖、蛋白质等转化为热量不可缺少的物质，常见的有维生素 B_1、维生素 B_2、维生素 B_6、维生素 B_{12}、烟酸、泛酸、叶酸等。缺少 B 族维生素会使细胞功能降低，引起代谢障碍。而矿物质是构成人体组织和维持正常生理功能必需的各种元素的总称，也是人体必需的元素，且无法自身产生、合成，必须从食物和饮水中获取。因此，如果长期只吃精米或精面，可能会造成 B 族维生素和矿物质的缺乏。此外，精米和精面还会损失一部分膳食纤维。

由此可见，米面不是越白越好，其实，糙米和全麦粉的营养价值也很高。

16/

高筋面粉≠高精面粉

“高筋面粉”和“高精面粉”实际上是两个不同的概念，其区别取决于不同的小麦品种和加工制作方法。

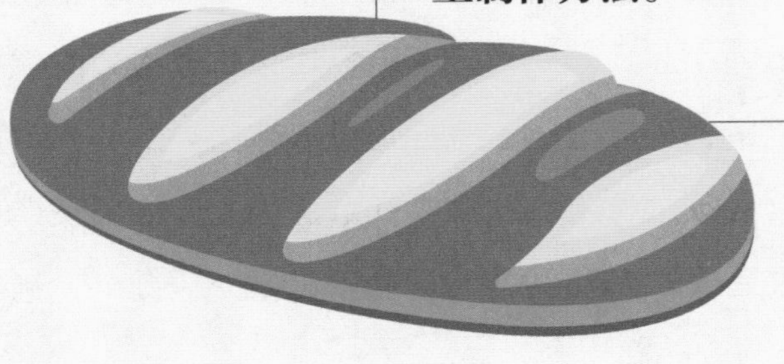

有不少人到了超市后，往往被标有“高筋面粉”“高精面粉”等字样弄糊涂了，实际上这是两个不同的概念，高筋面粉≠高精面粉，其区别取决于不同的小麦品种和加工制作方法。

按蛋白质含量的多少，面粉分为高筋粉、中筋粉、低筋粉，蛋白质含量越高，筋度越高。根据不同食品的制作要求，需选用不同筋度的面粉。

高筋面粉（强力粉），其粉粒较粗且松散，麸质也较多，蛋白质含量在 11.5% 以上，筋度最强，用于做各类面包以及其他要求强筋力的食品原料等。中筋面粉，其蛋白质含量在 8.5% 以上，一般中式面食如包子、馒头、面条、饺子、烙饼及油炸类面食及中式点心，制作西点中的油脂蛋糕多选用中筋面粉。低筋面粉，其蛋白质含量在 6.8%~8.5% 以下，通常用来做蛋糕、饼干、小西饼点心、酥皮类点心等，做海绵蛋糕多选用低筋粉，因为低筋粉无筋力，制成的蛋糕特别松软，体积膨大，表面平整。

高精度面粉是指按面粉加工精度（出粉率）来区分面粉的等级，出粉率越低则精度越高。按常规，我国的通用面粉按加工精度分为特制一等面粉（富强粉、精粉，出粉率为 60%~70%）、特制二等面粉（上白粉、特付粉，出粉率为 73%~75%，是制作馒头、包子、饺子、面条等食品的良好原料）、标准粉和普通面粉 4 类（出粉率可达 82%~85%），基本上能满足馒头、面条等面制品的生产需要。如果将特制一等粉再精制，可供制作高档食品用。但是，如前所述，加工精度越高，损失的营养素（如 B 族维生素、矿物质和膳食纤维）也越多。

17/

老面馒头和酵母馒头哪个好

从营养角度来看，酵母馒头比老面馒头好。

老面馒头是指用“老面”和面，而“老面”是发面蒸馒头时留下的一小团面，待下次发面的时候作为菌种用，这种用上次发酵的面作菌种发面蒸的馒头就叫老面馒头。用鲜酵母或干酵母直接和面发面蒸出来的馒头称为酵母馒头。

老面因暴露在空气中，容易被微生物污染，虽然蒸馒头能杀灭微生物（细菌、霉菌），但霉菌产生的毒素（黄曲霉毒素 B_1）是不能被破坏的。另外，老面在发酵时往往会因为将面团发至过度而变酸，口感酸涩，必须要加食用碱中和其酸味，因此做出来的馒头不仅有较重的碱味，而且碱会破坏面粉中的 B 族维生素，特别是维生素 B_1，使馒头的营养价值降低。

酵母是一类有益的微生物，当酵母菌揉入面团后，便开始生长繁殖。酵母体能分泌出各种物质，将淀粉分解成糊精，再分解成糖，最后产生大量的二氧化碳气体，并分布在面团的面筋里，使面筋变成如海绵状多孔的疏松体，再经过揉面、蒸，面团里的二氧化碳受热膨胀，使馒头松软可口。并且，酵母本身含有多种营养成分，如蛋白质、B 维生素族等及一些活性物质，可增加馒头的营养成分。另外，酵母粉发面简便易行。

由此可见，酵母馒头更好一些。

18/

馒头特别白是用了增白剂吗

馒头特别白并不是因为用了增白剂，而是与其加工工艺有很大的关系。

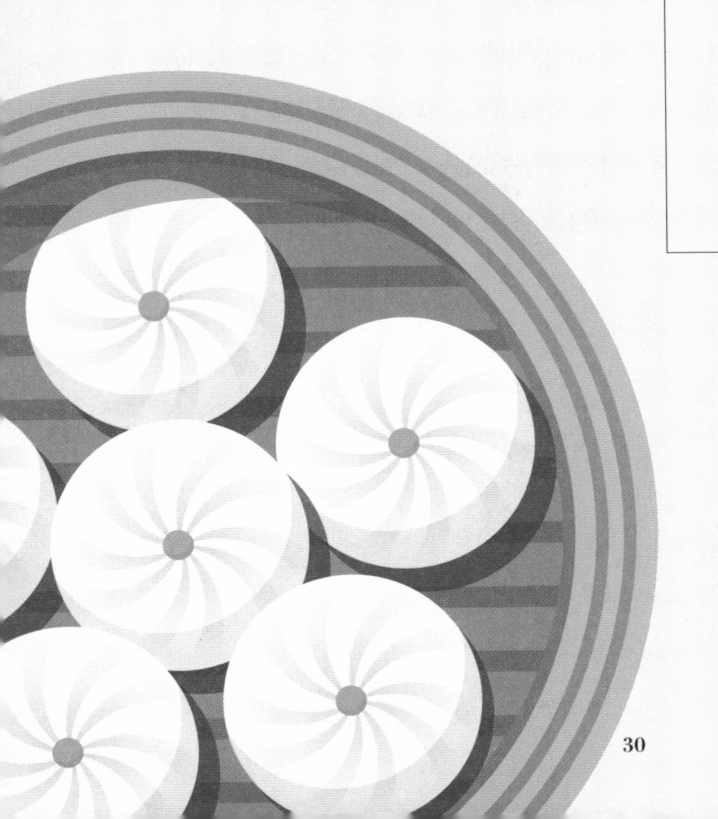

为什么市场上的馒头那么白，自己在家做的馒头就没有那么白？商家是不是加了“增白剂”之类的东西呢？

专家表示，馒头的白度与馒头的加工工艺有很大的关系。比如，面粉的白度，如果选用的面粉含麸皮较多、颗粒大、不细腻，这样的面粉做出的馒头自然不白；面团的调制工艺，在面团调制时，加水量、酵母用量、小苏打用量都会影响馒头最后的白度；揉面的过程，在食品工业生产上，是通过机器反复压面达到揉面效果，压面次数为 20~25 次时效果最好，而人工揉面会导致面团内有大大小小的气泡，质地不均匀，最后做出来的馒头就不够白；馒头坯的醒发也是影响馒头白度的重要环节，在醒发过程中，酵母不断发酵产气，使馒头坯变得柔软有张力，经过试验，在 35℃温度、85% 湿度的条件下醒发 40 分钟，白度最高。因此，市场上的馒头绝大部分是采用最佳的生产工艺进行工业化生产的，所以才比自己在家“估摸”着做出来的馒头白。

另外，国家不允许在面粉、馒头中添加增白剂，比如过氧化苯甲酰、钛白粉、硫黄、过氧化钙、亚硫酸系列。馒头不同于一般的食品，所涉及的消费群体数量很庞大，一旦出事，后果不堪设想。所以，在馒头加工过程中，大部分人并不敢添加非法添加物，比如人人谈之色变的增白剂。建议买馒头时，尽量到超市去买，因为超市一般会有稳定的进货渠道，而且超市是固定场所，产品是可追溯的，安全性更高。

19/

粗粮适合所有人吃吗

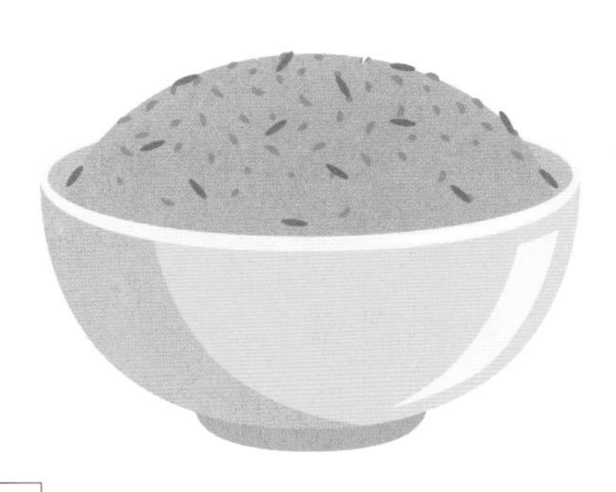

不是所有人都适合吃粗粮，如消化功能差、贫血、缺钙者及痛风、肾脏病患者等就不宜吃粗粮。

大家都知道，粗粮中富含维生素、矿物质和膳食纤维等，对人体健康很有益处。但需要注意的是，不是所有人都适合吃粗粮，以下这 4 类人就不建议吃粗粮。

消化功能差的人

胃溃疡、十二指肠溃疡等患者消化功能比较弱，由于杂粮较粗糙，会与胃肠道产生物理摩擦，容易造成溃疡处疼痛。另外，容易胀气的人，由于粗粮含有较多的膳食纤维，不易消化，吃多了膳食纤维会在大肠细菌作用下产酸产气，引起不适，所以也不建议食用。

贫血、缺钙的人

由于粗粮中膳食纤维、草酸、植酸含量较高，既会抑制钙质，也会抑制铁的吸收，而铁是血液中血红蛋白的组成成分，因此，贫血、缺钙的人要少吃粗粮。

痛风患者

痛风与嘌呤代谢紊乱或尿酸排泄减少所致的高尿酸血症直接相关。由于粗粮中的杂豆类嘌呤的含量较高，易引起尿酸增高，所以痛风患者急性期应尽量避免进食。

肾脏病患者

由于粗粮中蛋白质、钾、磷等含量较高，会加重肾脏的负担，进而影响肾脏功能，同时粗粮有许多健康效应，所以肾脏病患者如果控制好量，也是可以吃粗粮的，如每天吃 50g 是没问题的。但对于终末期的肾脏病患者，需要严格控制非优质蛋白质的摄入量时，应避免吃粗粮。

20/

紫薯真的比红薯更有营养吗

事实上，紫薯中基本含有红薯所有的营养物质，营养成分丰富，不过二者都应适量食用。

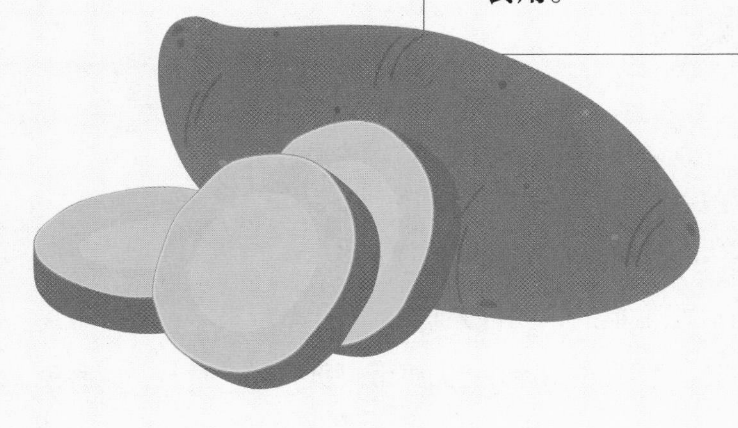

红薯，又称地瓜、甘薯等，富含淀粉、膳食纤维、胡萝卜素、维生素以及钾、铁、钙、硒、铜等 10 余种矿物质元素。而紫薯是从国外引进的一种红薯新品种，其薯皮呈紫黑色、肉质呈紫红色。市场上，紫薯的价格要高于红薯，但其营养价值一定高于红薯吗？

紫薯中基本含有红薯所有的营养物质，如蛋白质、膳食纤维、维生素及微量元素等，而且紫薯之所以呈现出紫红色，是因为其含有花青素，花青素是一种强抗氧化剂，其清除自由基的能力要强于维生素 C 和维生素 E。因此，从营养成分角度来讲，紫薯的确比红薯的营养成分更丰富。

不过，由于紫薯和红薯均含有大量的淀粉和膳食纤维等碳水化合物，容易在人的胃肠道中产生大量二氧化碳气体，易出现腹胀、矢气等表现，且一次大量食用还会刺激胃酸大量分泌而产生“烧心”感，所以紫薯虽有营养，但也要适量食用。

21/

塑料粉丝、大米，你真的信吗

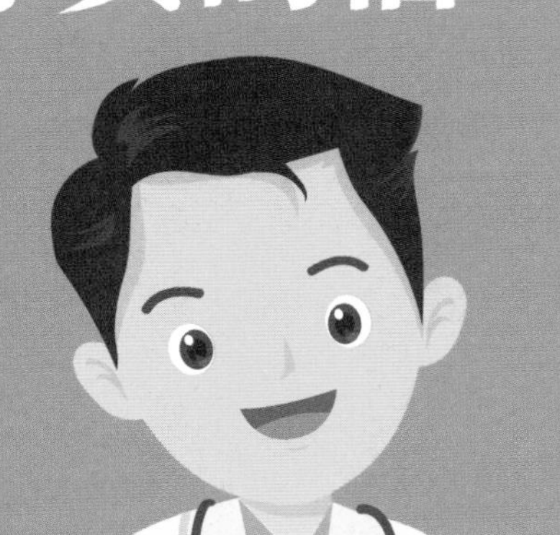

“用塑料做粉丝、大米”没有任何科学依据，不要被这些谣言忽悠了。

网上流传的视频称大米、粉丝是塑料做的，引发了很多人热议。那么，我们每天吃的大米到底是不是塑料做的呢？粉丝燃烧后有黑色残留物就是塑料做的吗？

实际上，网上流传的视频中所用的设备是塑料行业中很常见的塑料造粒机，工厂把回收来的塑料放入塑料造粒机，生产出再生塑料颗粒，便于储存、运输，这些颗粒是再次制作塑料制品的半成品原料。目前并没有在大米内掺入塑料成分的造假手段，且这类再生塑料颗粒的制作成本比大米贵，商家没有必要用塑料替代假大米。另外，如果消费者买回家的大米真的是塑料做的，那么很容易会被识别出来，如同样泡在水里，塑料颗粒会浮起来，而大米会沉下去，且两者的口感也完全不一样。

对于粉丝而言，专家表示，市场上的粉丝一般由绿豆、豌豆、红薯等原料制成，主要成分是淀粉和水，淀粉本身就是一种碳水化合物，属于有机高分子化合物，含碳氢较多，所以易于燃烧，任何厂家的干粉丝都是可以燃烧的，这与是否掺塑料没有关系。用燃烧的方式来辨别粉丝是否为塑料制成的方法没有任何依据，也并不科学。像粉丝一样可以燃烧的食品还有很多，如方便面、挂面、紫菜等。并且，品质越好的粉丝，因其纯度越高，成品经过干燥处理，存在中空结构，所以燃烧时会发出噼里啪啦的响声也是正常的。粉丝燃烧后出现的黑色固体，是淀粉被碳化后的产物团在一起的现象。

22/

泡面桶里真的有石蜡吗

不是！其实泡面桶里面不是打的蜡，而是聚乙烯涂层。

网络上关于泡面桶内壁打了蜡的传言不绝于耳，宣称泡面桶内壁附有一层蜡，由于人的肠胃无法消化蜡，石蜡会附着在胃壁上。的确，吃过泡面的人应该都会发现，泡面桶的内壁的确像打了蜡一样光滑。那么，桶装泡面的桶壁上究竟有没有石蜡呢？答案自然是否定的，其实泡面桶里面不是打的蜡，而是聚乙烯涂层。

首先，假如桶装泡面的桶壁上涂的是石蜡，由于石蜡的熔点较低，基本不超过 60℃，而泡面时的温度一般都超过了 90℃，因此用来隔水的石蜡就会熔化，水则会渗透到外面，使纸杯变软，甚至漏水，这样很容易烫伤使用者，所以，涂蜡纸杯并不适用于盛载泡面。

其次，桶装泡面的“桶”本质是一个纸杯，其原材料是食品用纸板，我们知道，纸板本身是不能防止漏水的，为了能够盛载泡面的热水，就需要涂一层膜来防漏，这层膜即是聚乙烯涂层。其最大的优点是冷饮和热饮都能够应付自如，它能够经受 90℃左右的高温，并且具有非常好的隔水性能，所以倍受食品行业的青睐。

不过，如果在 100℃的高温下，涂层中脂溶性的聚乙烯也可能会溶解到含有油脂的面汤中，长期食用会影响身体健康。因此，为了我们的身体健康，应尽量少吃方便面等方便食品，科学合理地饮食。

23/

连吃 1 个月泡面会患胃癌吗

一般来说，偶尔吃些泡面是不会患癌的，即便是连续吃 1 个月的泡面，只要不偏食、作息有节也未必会患上胃癌。

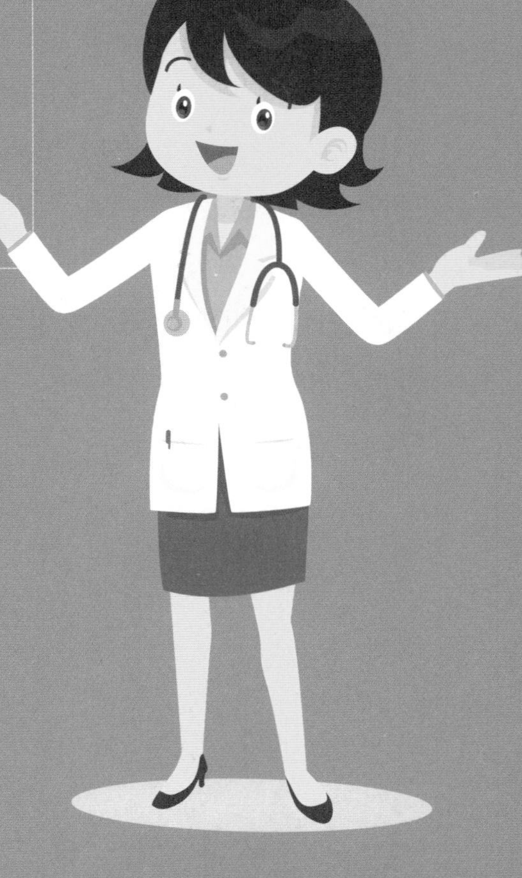

方便面泡着吃，就被人们俗称为了“泡面”！很多人认为，方便面是垃圾食品，健康人连吃 1 个月泡面会患胃癌，那么吃泡面究竟和胃癌有没有联系呢?

垃圾食品是指毫无营养价值可言的食物，而方便面含有人体必需的六大营养素，即水、蛋白质、脂肪、碳水化合物、矿物质、维生素，只是由于脂肪过多，蛋白质、矿物质、B 族维生素等营养素含量过少，致使营养不够均衡而已，并不代表“方便面 = 垃圾食品”。专家表示，没有所谓的垃圾食品，只有不健康的膳食搭配，食物自身没有好坏之分。

经常以方便面作为正餐，常常会使摄入的脂肪超标，容易长胖，可能会出现蛋白质和微量营养素不足等营养不良的情况。但是一般来说，偶尔吃些泡面是不会患癌的，即便是连续吃 1 个月的泡面，只要不偏食、作息有节也未必会患上胃癌。因为癌症是由综合因素导致的，并不是一朝一夕的结果。不过，方便面虽未必致癌，也不宜多吃，如果长期食用，可能会引发胃肠方面的疾病。

小小的方便面其实并不简单，科学合理地食用，才能让方便面真正方便人们的生活。吃方便面的时候最好采用热水煮面，搭配适量蔬菜、鸡蛋等保证营养全面均衡。吃完方便面后应吃些水果，这是因为方便面本身营养不够均衡，不能完全提供人体所需要的营养，吃完方便面以后适量吃一些水果（如苹果、草莓、橙子等）可以平衡身体的营养。

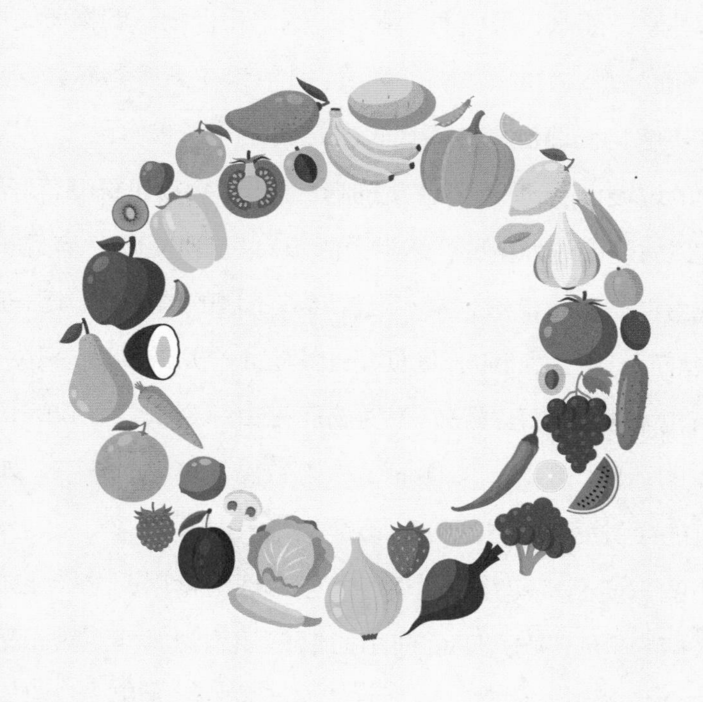

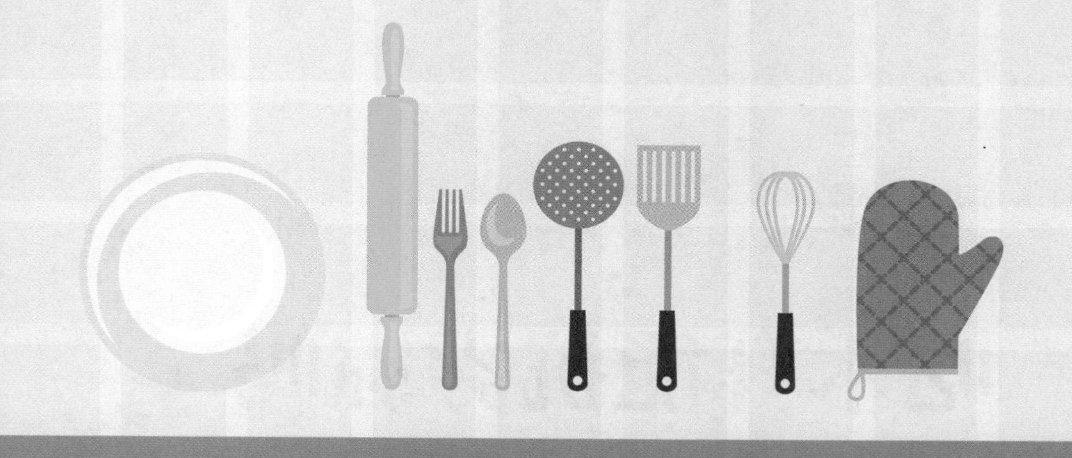

蔬菜水果食用误区

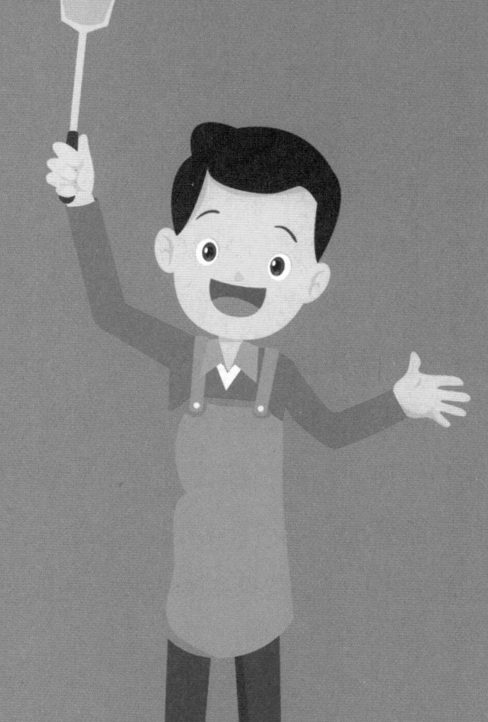

24/

吃木耳能抗雾霾吗

不能！木耳可以帮助排泄体内的一些杂质，但其清除雾霾的作用微乎其微。

很多人认为，木耳具有清肺的作用，多吃木耳有利于雾霾颗粒物等杂质的排出。那么，吃木耳真的可以抗雾霾吗？

其实不然，虽然木耳中富含膳食纤维，可以降低体内胆固醇，帮助排泄体内一些杂质，但是，当以 PM2.5 为首的雾霾颗粒物被吸入后，会直接进入呼吸系统，特别是肺部，而木耳是进不到这个部位中的，由此可见，其清除雾霾的作用微乎其微。

不过，木耳中含有丰富的多糖成分，具有润燥、预防感冒、增强免疫力、预防便秘等作用。因此，尽管木耳的清肺作用较弱，但多吃木耳还是有很多其他益处的。另外，建议在吃木耳时，可以加一点醋一起食用，因为这样既可以促进营养素的吸收，还能起到杀菌的作用。

25/

捆了胶带的蔬菜还能吃吗

我们在超市或菜市场买菜时，经常会看到用胶带捆扎的蔬菜，购买时很方便。但是，近来有人认为这种捆蔬菜的胶带有毒，有害人体健康。那么，捆了胶带的蔬菜到底还能不能吃呢？真的有毒吗？

首先，我们来了解一下这种捆蔬菜的胶带，它与生活中常用的透明胶很相似，是由塑料膜和黏合剂组成的。由于这种胶带与食品直接接触，因此需要符合我国《食品安全法》和相关食品安全标准规定。并且，国家对塑料膜和黏合剂均有明确的规定。因此，使用符合国家标准生产的胶带应该是安全的。

其次，由于塑料膜和黏合剂都属于聚合物，在自然放置的条件下很稳定，所以其降解释放大量甲醛的可能性极小。而且就算生产过程中产生了一些甲醛残留，但捆扎蔬菜用的胶带只有窄窄的一条，这些残留量是可以忽略不计的。另外，甲醛有很强的水溶性和挥发性，很难在蔬菜表面积累，即使真的有少量“漏网之鱼”跑到了蔬菜表面，也会在摘菜、洗菜、炒菜过程中被去掉。

最后，如果大家还是很担心，也可以把被胶带缠绕的蔬菜部分切掉，特别是胶带缠绕时间较长的部分，若蔬菜表面发黏，则建议最好去掉。

总之，只要使用的是符合国家标准的胶带捆蔬菜，一般不会危及健康，大家不必过于担心。

26/

不用油炒，胡萝卜营养吸收更好吗

食用胡萝卜当以蒸煮为宜，并配合少量油脂即可，这样既能较多地保存胡萝卜素，也利于人体的吸收利用。

胡萝卜原产于西亚，于 12 世纪传入我国，现在全国各地普遍种植，已成为国人餐桌上的一道家常菜肴。其外形似人参，且营养价值较高，能增强人体的抵抗力，因此有“赛人参”的雅号。胡萝卜肉质细密，质地脆嫩，有特殊的甜味，肉质根富含糖类、β – 胡萝卜素及钾、钙、磷等营养成分。

胡萝卜中最负盛名的营养成分就是 β – 胡萝卜素。β – 胡萝卜素是一种广泛存在于绿色和黄色蔬菜及水果中的天然类胡萝卜素，且胡萝卜的颜色越红，β – 胡萝卜素的含量越高。β – 胡萝卜素经吸收后可在人体内转化为维生素 A，能有效预防夜盲症、抗氧化及预防心血管疾病等。

胡萝卜有炖、炒、拌等多种吃法，也可用作配料。不同的烹饪方法下，其 β – 胡萝卜素的保留率及被人体所吸收的比例是不同的。“胡萝卜要油炒，营养才能吸收”，这句话恐怕很多人不仅听过，而且听了很多遍，甚至被当成了金科玉律，然而真的是这样吗？

β – 胡萝卜素作为脂溶性物质，只溶于脂肪，不溶于水，没有脂肪的帮忙，的确很难被人体所吸收。但这并不意味着胡萝卜就必须要用油炒，因为我们人体吸收胡萝卜素，是在小肠中进行的，这与吃胡萝卜时有没有用油炒，完全是两码事。只要进入小肠的食糜里面有脂肪，就能够帮助吸收胡萝卜素，反而高温油炒会使胡萝卜中胡萝卜素的保留率降低。因此，食用胡萝卜当以蒸煮为宜，并配合少量油脂即可，这样既能较多地保存胡萝卜素，也利于人体的吸收利用。如果要炒胡萝卜的话，也不妨少放一点油，再降低一点油温。

27/

胡萝卜发芽可以食用吗

胡萝卜发芽是可以吃的，但发芽的胡萝卜营养价值会降低，因此烹饪时最好将芽去掉。

胡萝卜中富含胡萝卜素、钾、钙、磷等营养成分，具有很高的营养价值，因此受到了很多人的喜爱。当买回的胡萝卜在家放几天后，就会发芽，很多人会担心发芽的胡萝卜会不会有毒，还能不能吃？

其实，胡萝卜发芽是可以吃的。因为胡萝卜发芽并不会产生有毒的物质，如果将胡萝卜发芽的部分切下来进行培育，还可以长成新的个体。不过，发芽的胡萝卜中的营养价值会有所降低。因为胡萝卜会把自身原有的营养物质分给发芽的新生命，从而使自身的营养降低。因此，如果胡萝卜发芽了，最好将芽去掉再进行烹饪。

由于发芽的胡萝卜营养价值会降低，所以学会如何保存胡萝卜十分必要。我们可以把胡萝卜放在冰箱中保存，但尽量不要洗，如果不想让胡萝卜的水分流失，还可以将胡萝卜的头部切掉后再存放于冰箱中。

28/

无根豆芽能吃吗

豆芽富含维生素 B、维生素 E、胡萝卜素和叶绿素等，具有美容、抗癌的功效，因此越来越受到人们的青睐，尤其是无根豆芽。然而人们对无根豆芽的了解并不全面，有的甚至认为无根豆芽就是“毒豆芽”。那么，无根豆芽究竟能不能吃呢？

无根豆芽，是指使用了植物生长调节剂生产出来的无根须豆芽。与有根豆芽相比，食用率可提高 20%。在我国，因为各省市制定的豆芽安全生产标准（非食品添加剂或有害物质的限量规定）并不统一，所以造成了多种“毒豆芽”的产生。但是“毒豆芽”是否真的有毒，还有待商榷。

我们以无根剂这种添加剂的使用为例，进而对生产过程中添加了添加剂的无根豆芽是否可以食用做出合理判断。无根剂，主要成分为赤霉素和 6- 苄基腺嘌呤，是一种能使豆芽细胞快速分裂的生长调节剂，广泛应用于农业、果树和园艺作物的各个阶段。2015 年，原国家食品药品监督管理总局、原农业部、原国家卫生和计划生育委员会表明：6- 苄基腺嘌呤、赤霉素等物质属于低毒农药，使用范围受到限制。而豆芽生产过程中由于使用上述物质的安全性尚无结论，所以生产者不得在生产豆芽过程中使用 6- 苄基腺嘌呤、赤霉素等物质，豆芽经营者也不得经营含有这些物质的豆芽。

29/

绿色海带是染色的吗

不是！市场上的海带品种不一，新鲜海带既有褐色的，也有绿色的，这与当地海洋的光照条件等因素有关，并不是造假。

翠绿色海带一烫就会变色，就连饭店里的凉拌海带丝、涮火锅的海带好像也都是绿色的，难道我们吃了这么多年的海带都是被染色的吗？

海带属于褐藻，含有绿色的叶绿素和黄色或褐色的类胡萝卜素，可呈现不同色泽。

黄褐色的海带用热水漂烫变绿是正常现象，而且通常是新鲜海带的表现。其中一种解释是，叶绿素对热的稳定性高于类胡萝卜素，在漂烫的过程中，由于部分类胡萝卜素被破坏，因此绿色就显现了出来。

为方便储存和运输，海带往往以干海带形式销售，泡发之后是黄褐色，食用时常需做"复绿"处理，常见的方式是用氯化锌或氯化钙浸泡一下，也有的用硫酸铜或氯化铜处理海带，其原理是形成叶绿素铜，但并不是用硫酸铜染色。叶绿素铜本身是一种合法的且安全性相当高的食品添加剂。市场上的海带品种不一，新鲜海带既有褐色的，也有绿色的，这与当地海洋的光照条件等因素有关，并不是造假。

此外，让海带"复绿"的方式很多，但是用色素染色的可能性较小，因为这种行为严重违法，容易被追究刑事责任，一旦被抓得不偿失。另外，色素染色会出现着色不均匀、浸泡后容易脱色等问题，很容易会被识破。

海带是世界上产量最大的藻类产品之一，它不仅可以补碘，还含有丰富的氨基酸、矿物质、膳食纤维等营养成分，消费者们可放心食用。

30/

洋葱能杀死感冒病毒吗

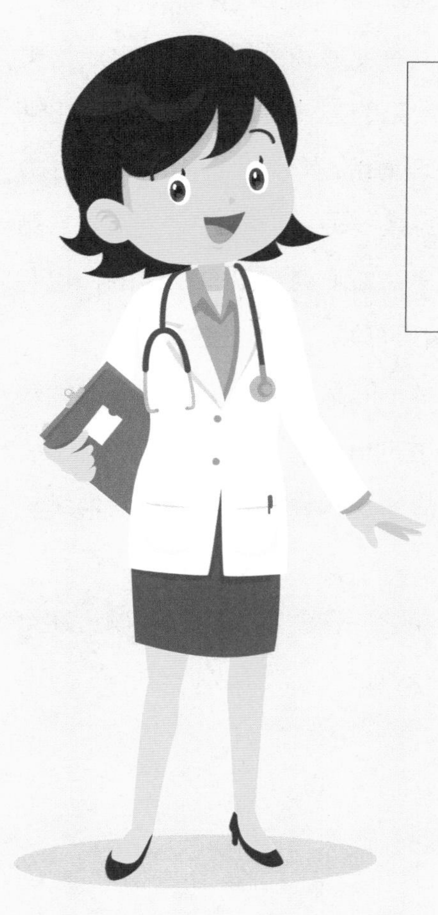

不能！“洋葱能杀死感冒病毒”的说法是错误的，缺乏科学依据。

洋葱营养丰富，不仅富含钾、维生素C、叶酸、锌、硒及纤维素等营养素，更有两种特殊的营养物质——槲皮素和前列腺素A。然而，网上有传言认为，洋葱具有杀死病菌的作用，将一个两端都切掉的洋葱放在家中可以起到预防流感的作用，这是真的吗？

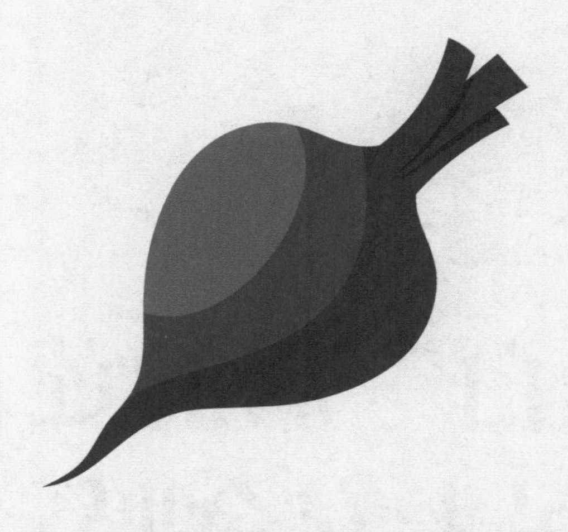

答案当然是否定的。有实验人员曾准备了 3 个洋葱，按照网上的说法，将洋葱两端切掉，放置在一间 30 平方米大小的房间中的不同位置上，并采用国家标准中公共场所微生物检验的方法，在房间里选取了 5 个监测点，然后监测这 5 个监测点的菌落的数量变化。该实验结果显示，放置洋葱后的 24 小时内，5 个监测点的平均菌落数没有降低，反而略有提升，直至放置后 48 小时，房间内的菌落数才和没放置洋葱时的菌落数相等。由此可见，洋葱并没有减少房间内的细菌数量。

很多人之所以误认为洋葱具有杀菌作用，大多是因为洋葱中含有有机硫化物，长期吃洋葱，对呼吸道、肠道中的细菌的确会有一定的抑制作用。但是在房间里放置洋葱，其杀菌的作用微乎其微。况且很多流感是由于病毒感染造成的，而洋葱对病毒是没有抑制作用的。因此，“洋葱能杀死感冒病毒”的说法是错误的，缺乏科学依据。

预防流感，不仅要在日常生活中注意卫生，加强体育锻炼，规律作息，还应避免去人口密集的地方，如果不可避免，则应佩戴口罩，并要注意定期更换。

31/

“美白”后的莲藕吃起来安全吗

不一定。据调查，这种“美白”莲藕是用柠檬酸溶液浸泡过的，为了安全起见，还是购买没有经过处理的莲藕为好。

莲藕是人们喜食的一种地下根茎类蔬菜，其味微甜、风味特别。由于莲藕含水量高，不耐贮藏和运输，往往一放就发黑，不仅影响感官，而且影响品质。因此,市场上随处可见“白嫩”而又经得起存放的莲藕。据调查，这种“美白”莲藕是用柠檬酸溶液浸泡过的。

莲藕之所以容易变色，是因为莲藕中有一种多酚氧化酶（PPO），PPO 将莲藕中的多酚类物质氧化成醌后再聚合成有色物质，从而发生酶促褐变。而柠檬酸能显著降低 PPO 的活性，抑制酶促褐变，起到护色的作用。

柠檬酸是一种有机酸，属于常用的褐变抑制剂，也是重要的食品添加剂，用于果蔬化学保鲜，特别是对于鲜切莲藕，使用一定浓度的柠檬酸配合其他成分，是防止其褐变的重要手段。但有些商贩为了降低成本，用工业柠檬酸来泡莲藕，其重金属等有害物质含量明显高于食品级柠檬酸，造成莲藕中重金属等有害成分残留，损害人体健康。

工业柠檬酸与食品级柠檬酸虽然主要成分一样，但在质量规格方面的要求却不同。我国食品安全国家标准《食品添加剂 柠檬酸》（GB 1987–2007）中详细规定了用于食品的柠檬酸的质量要求，对其所含的杂质和有害成分都有严格限制，其中砷不得超过 1 mg/kg，铅不得超过 0.5 mg/kg。

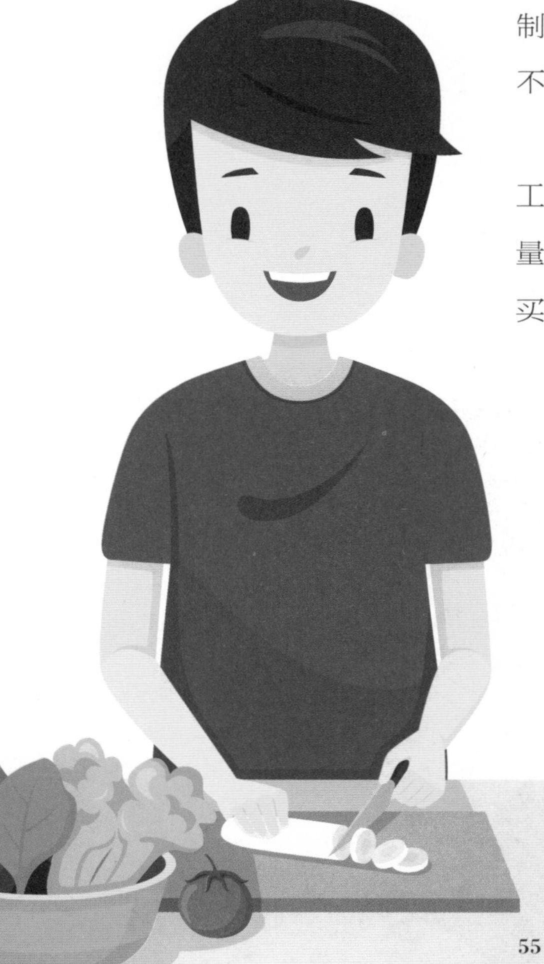

由于我们很难判断商贩用的是工业品还是食品级，也不能确定其用量多少，所以为了安全起见，还是购买没有经过处理的莲藕为好。

32/

韭菜、空心菜"最毒"，不要多吃吗

不是！农药残留含量与蔬菜种类关系不大，主要与季节及农作物染病的种类有关。只要从正规渠道购买的蔬菜，都可放心食用。

有传言认为，韭菜农药残留多，空心菜易吸附重金属，是“最毒”的菜，不能多吃，这是真的吗？

任何一种蔬菜都无法脱离环境而生长，因此，重金属和农药残留都是不可避免的，也就是说，并不是只有韭菜才会有农药残留，也不是只有空心菜才会吸附重金属。专家表示，农药残留含量与蔬菜种类关系不大，主要与季节及农作物染病的种类有关。相比冬天，夏天蝇虫较多，喷洒农药的含量确实会相对多一些，但夏天阳光充足，紫外线照射较强，对药物光解作用也强。用通俗的话来说，夏季药性挥发会更快些，但是只要规范使用、不滥用农药，农药残留不超标，就是安全的。另外，有研究表明，空心菜对某些重金属如铅，确实有比较强的富集能力，但是只要重金属不超标，就是可以安全食用的。而且，蔬菜是否重金属超标，并不取决于蔬菜本身，而是依据种植地的土壤和水是否受到污染而定的。事实上，国家对上市的韭菜、空心菜都会按相关的质量标准，进行严格的质量把控，因此，只要是从正规渠道购买的蔬菜，都可放心食用。

春季人体肝气偏旺，会影响脾胃消化吸收功能，多吃些春韭，可祛阴散寒，增强脾胃之气。那么如何挑选新鲜安全的韭菜呢？

韭菜有宽叶和细叶之分，宽叶韭菜叶色淡绿，纤维较少，口感较好；细叶韭菜叶片修长，叶色呈深绿色，纤维较多，口感虽不及宽叶韭菜，但香味浓郁。尽量不要购买叶子枯萎、凌乱、变黄、有虫眼的韭菜，可以挑选根部粗壮，截口较平整，颜色鲜嫩翠绿的，这样的韭菜营养价值较高。如果拿着韭菜根部，叶子松垮下垂，就说明已经不新鲜了。

33/ 隔夜菜真的会吃出胃癌吗

一般隔夜菜中的亚硝酸盐含量不足以致癌。

隔夜菜亚硝酸盐含量高，吃了会导致胃癌吗?

实际上，一般隔夜菜中的亚硝酸盐含量不足以致癌。与新鲜蔬菜相比，隔夜菜中的亚硝酸盐含量会增加，但在正常饮食的情况下，即使是食用隔夜菜，每天亚硝酸盐的摄入量也是非常少的，不至于达到致癌的量。以绿叶菜为例，如果烹调后不加翻动放入冰箱，24 小时后亚硝酸盐含量约从 3 mg/kg 至 7 mg/kg。人体摄入 0.3 g 亚硝酸盐，才可能发生中毒，要达到中毒的量，至少一顿需要吃几十千克的隔夜蔬菜。就正常人而言，这明显是不可能的。

隔夜菜的“黑锅”不应“夜”来背。从食品科学的角度来说，隔不隔夜并非问题所在。由于温度会影响细菌的繁殖速度，所以“温度”与“保鲜”才是隔夜菜健康与否的关键，用密封性能较好的保鲜盒盛放剩菜，再放入冰箱保存更卫生。

隔夜菜对健康最大的不利实际上是营养损失。比如，维生素 C 比较怕热，炒菜时损失一般能达到 30%~40%，如果二次加热，维生素 C 的含量就会保留得更少了。因此，最好不吃隔夜菜，带饭可以将茄子、冬瓜、土豆、胡萝卜、菜花、蘑菇等作为首选菜品。

另外，胃癌的发生是多种因素长期、共同作用的结果，与慢性感染、生活习惯、饮食种类、营养因素、环境因素、遗传因素、精神因素均有关，也与慢性胃炎、胃息肉、胃黏膜异型增生以及手术后残胃等有关，单个危险因素不足以诱发癌变。此外，长期幽门螺杆菌感染与胃癌发生也有密切关系。

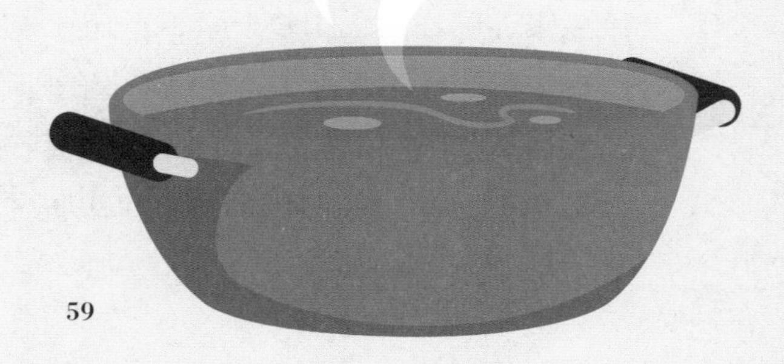

34/

圣女果是转基因番茄吗

圣女果并不是转基因品种，其学名为樱桃番茄。

看惯了大个头的番茄，是不是觉得小个头的番茄圣女果有蹊跷？它是转基因食品吗？吃多了影响健康吗？

实际上，圣女果并不是转基因品种，圣女果学名樱桃番茄，是由最原始的番茄品种经过长期栽培杂交培育而来的，DNA 序列分析的结果也证实了这一点。它们保留了较多“原始番茄”的性状，果实较小，口感风味俱佳。这种新奇的水果最早是从台湾引入大陆的樱桃番茄，根据品种名称被称为“圣女果”。

类似的还有千禧果，在超市里，千禧果和圣女果总是摆在一起卖，二者长得很像但是价格却相差很多。仔细观察，会发现千禧果个头短而圆，红色较深，它其实是在圣女果的基础上培育出来的新品种，最初的产地是海南，比圣女果甜度更高，更适合作为水果食用。目前，中国市场上销售的一些水果新品种，在颜色和形状上有改变，只是运用特殊育种方法而已，并不是转基因所致。

圣女果是一种营养价值较高的水果，其含有糖、蛋白质、果酸、维生素、矿物质、胡萝卜素、番茄红素等丰富的营养成分。圣女果有清热解毒的作用，对于内热所引起的咽喉肿痛、口舌生疮、大便干结、口渴口臭、胸膈闷热等均有良好的调节作用。因此炎热的夏季尤其适合多吃圣女果，孩子和孕妇完全可以放心食用。

35/
“避孕药黄瓜”是真的吗

不是！黄瓜上使用的是植物性生长调节剂，“顶花带刺”的黄瓜并不是传说中使用“避孕药”所致的。

黄瓜顶花带刺，长时间不枯萎，是因为使用过避孕药吗？

事实上，人们常说的避孕药是动物激素，只对动物有作用，对于植物性的黄瓜没有任何作用，不可能使用在黄瓜上，而黄瓜上使用的是植物性生长调节剂。

植物生长调节剂是指用于调节植物生长、发育的一类物质，包括从调节细胞生长、分裂，到植物生根、发芽、开花、结实、成熟和脱落等一系列生命过程。植物生长调节剂只针对植物起作用，与动物避孕药在结构、作用靶标和机制方面完全不同，对动物不会产生作用，更不可能引起儿童性早熟。

根据我国《农药管理条例》，植物生长调节剂是按照农药来管理的。我国对植物生长调节剂的登记要求十分严格，登记前需进行大量科学试验，只有证明其对人和动物安全、对环境友好时方可批准登记。因此，只要按照标签使用说明书使用，都是安全的。国家规定允许在黄瓜上使用赤霉素、芸苔素内酯、氯吡脲等 10 种植物生长调节剂。

冬春季节生产的“顶花带刺”的黄瓜，部分是由于黄瓜自然单性结实产生，也有个别是使用了提高坐果率、保持一致成熟度的植物生长调节剂（又叫点花剂），并不是传说中使用“避孕药”所致的。另外必须说明的是，符合国家标准的植物生长调节剂一般毒性低、挥发快，基本没有残留。

36/
吃了未腌透的酸菜、咸菜会中毒吗

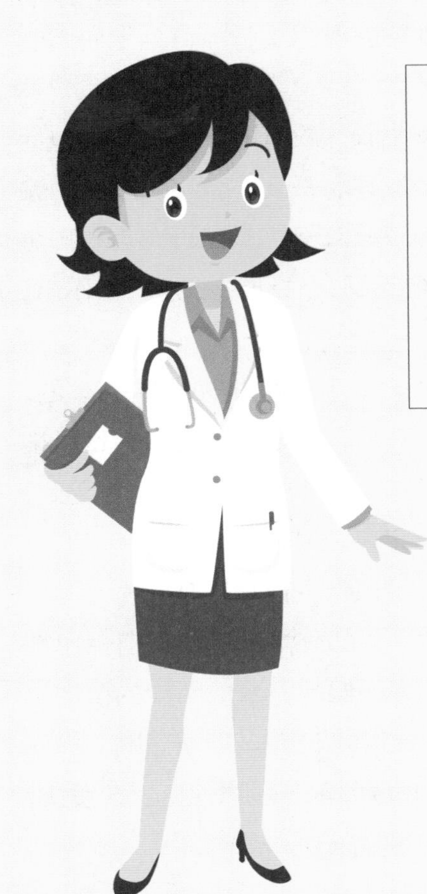

有害，但没那么“毒”！一般而言，基本对人体无害。如果大量食用未腌透的酸菜或者咸菜，就可能造成食物中毒。

腌菜时，如果腌制时间不够，食用后会造成亚硝酸盐中毒死亡吗?

有害，但没那么毒！实际上，所有饮食都不可避免地含有硝酸盐和亚硝酸盐。现在科学研究认为，硝酸盐本身无毒，而亚硝酸盐大量进入人体可能导致高铁血红蛋白血症，使血液失去携带氧的能力，严重时可能危及生命。同时，硝酸盐和亚硝酸盐在一定的条件下会转化成亚硝酸胺等氮亚硝基化合物，具有一定的致癌性，可致胃癌等消化道癌症。正常情况下，蔬菜中的硝酸盐和亚硝酸盐的含量距离危害人体的剂量还有相当的差距。

制作各种腌制蔬菜的过程都是细菌生长的过程。在这个过程中，乳酸菌、醋酸菌等“好细菌”把糖分转化成乳酸或者醋酸，从而把菜变成了人们需要的咸菜或者酸菜。而“坏细菌”会产生亚硝酸盐。在自然发酵过程中，亚硝酸盐是一个由低到高然后再降低的过程。在腌制 7~8 天的时候，亚硝酸盐浓度达到最高点，可能达到 100 mg/kg 以上，最后完全腌透时，可降至每千克几毫克的水平，基本对人体无害。如果大量食用未腌透的酸菜或咸菜，就可能会造成食物中毒。

不过，亚硝酸盐并没有流言中说得那么“毒”。它是一种常用的防腐剂，中国国家标准中规定，不同肉制品中，亚硝酸盐的允许使用量不完全相同，一般是每千克几十毫克。美国的标准则是 200 mg/kg，但要求同时加入 550 mg 维生素 C 来防止生成亚硝胺。

未腌透的咸菜、酸菜确实可能含有较高的亚硝酸盐，过量食用可能导致食物中毒，长期大量食用可增加胃癌等消化道癌症的风险。不过一般而言，不会像传说中那样吃了就要人命。

37/

撕不破还有腥臭味的紫菜就是塑料做的吗

不是！将紫菜和塑料混淆，完全是一种常识性的错误。

网传，撕不破还有腥臭味的紫菜是由塑料袋制成的，是真的吗？

专家表示，市场上的紫菜以坛紫菜和条斑紫菜两类为主，温州以及福建等地所养殖的均是坛紫菜，江苏等地以条斑紫菜为主。末水紫菜品质略差，口感更韧。不过即便是末水的坛紫菜，其韧性也远远低于黑色塑料袋。

紫菜和塑料，最简单的鉴别方法就是燃烧。塑料的主要成分是聚乙烯，燃烧后会有一股非常刺鼻的气味；而真正的紫菜富含氨基酸和蛋白质，燃烧后就是一堆白色灰烬，闻起来也会有烧焦蛋白质的气味。另外，如果平时吃到又硬又难嚼的紫菜，可能只是紫菜的品质不好。紫菜中的多糖含量越高，紫菜的品质越高，黏嗒嗒的感觉就越明显；紫菜多糖含量越少，其品质越低，紫菜泡发后的韧性就越大，所以嚼不烂是紫菜的品质不好，和塑料无关。因此，将紫菜和塑料混淆，完全是一种常识性的错误。塑料袋本身含有浓重的化工材料气味，坚韧且不溶于水，在气味、味道上也有天壤之别，入口口感和紫菜完全不同，不可能混淆。

那么如何选购品质好的紫菜呢?

一般好的紫菜是深褐色或者紫褐色，有天然的光泽，没有任何杂质，黝黑且带有绿韵。购买时捏一捏、闻一闻，手感蓬松有弹性、又没有异味的紫菜就是好品质的。这种紫菜泡开后无沙，水也不会变色。如果泡开后水变紫色、叶片粗大或者碎烂较多，则可能紫菜的品质较差，应谨慎选用。

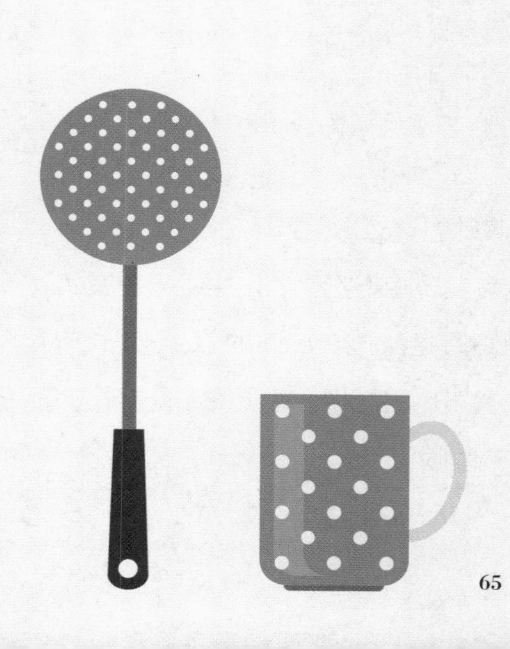

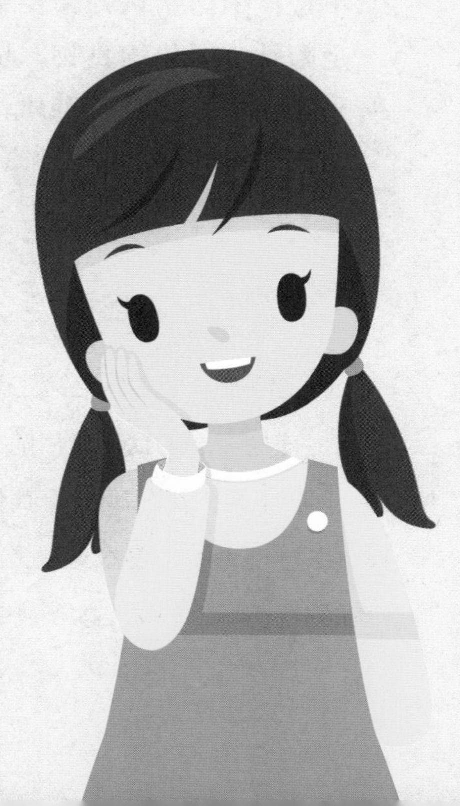

38/

早上吃姜胜参汤，晚上吃姜似砒霜吗

不是！中医学认为，姜本身就是阳性、温热的食物，早上吃了能够提神，有益健康，晚上如果吃太多则会影响睡眠。

晚上吃姜是砒霜，吃错了时间真的有这么毒吗？

生姜是安全的食物，目前并没有发现晚上吃生姜发生中毒的案例。“早上吃姜胜参汤，晚上吃姜似砒霜”是流传在民间的养生观念。而在中医学理论中，姜本身就是阳性、温热的食物，早上吃了能够提神，有益健康，晚上如果吃太多则会影响睡眠。

类似的，民间还有“冬吃萝卜夏吃姜”的说法。冬季气温虽然寒冷，但是我们的五脏中阳气是充足的，这时吃些相对寒凉的萝卜，会让我们感觉到舒服；而到了夏天，气温上升，阳气外露，五脏中反而会寒凉一些，这时吃点姜，温热一些，会感觉舒服。正常人自身调节的功能还是比较强的，不需要过于在意，毕竟每人摄入姜的量是十分有限的。

睡觉时手脚怕冷，吃姜可以帮助人体祛除体内寒气，预防感冒，提高机体御寒能力。另外，生姜还有温肺暖胃，以及帮助女性改善痛经等功效。所以秋季和夜间吃生姜并没有那么严重，关键还是在于人的体质是否适应。而且通常饮食中，人们只是在食物中放入生姜作为调料，是没有大问题的。

生姜是好，可是食材没选好，问题也不小。购买时，选择修整干净，不带泥土、毛根、不烂、无蔫萎、无虫伤、无受热受冻现象的生姜为好。另外，一定要看清是否经过硫黄“美容”过。生姜一旦被硫黄熏烤过，其外表微黄，显得非常白嫩，看上去很好看，而且皮已经脱落掉。工业用的硫黄含有铅、硫、砷等有害物质，在熏制过程中会附着在生姜上，食用后会对人体呼吸道产生危害，严重的甚至会直接侵害肝脏、肾脏。

39/

果汁可以完全代替水果吗

不可以！直接吃水果更有利于吸收水果中的营养。如果想喝果汁，最好喝鲜榨的果汁，并将果渣一起吃掉。

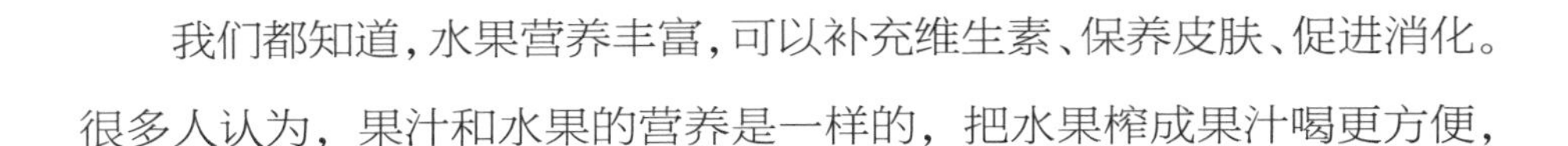

我们都知道，水果营养丰富，可以补充维生素、保养皮肤、促进消化。很多人认为，果汁和水果的营养是一样的，把水果榨成果汁喝更方便，

而且可以选择多种多样的果汁产品。究竟是直接吃水果好，还是榨汁喝好呢？

从表面上看，果汁虽然是由水果榨汁而成，但其营养和水果相比是有很大不同的。因此，喝果汁不等于吃水果，不可以把二者混为一谈。在水果榨成果汁的过程中，水果中的很多营养成分会被破坏，如一些易被氧化的维生素等，且水果中的不溶性纤维素也会随榨汁后的残渣被丢弃了，导致果汁中只保留了水果中的一部分营养成分，如维生素、矿物质、果胶和糖分等。值得注意的是，果汁中基本不含膳食纤维，这会对果汁整体的营养作用产生不利的影响。

此外，对于市场上销售的果汁产品，其营养物质损失会更严重，灭菌过程中营养素被破坏也会更严重，且加入的甜味剂、防腐剂等食品添加剂也会影响果汁的营养。

因此，直接吃水果更有利于吸收水果中的营养。如果想喝果汁，最好喝鲜榨的果汁，并将果渣一起吃掉。

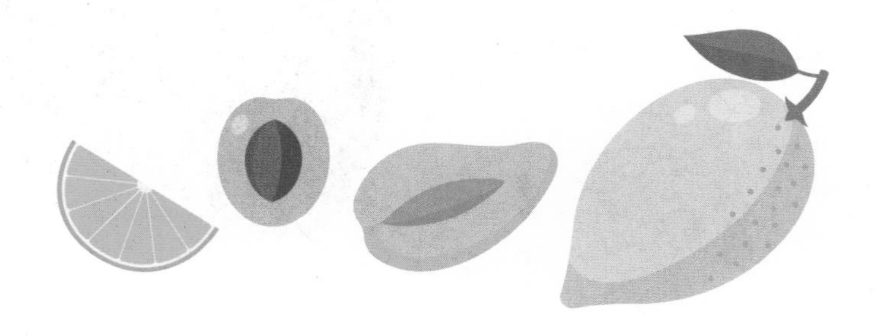

40/

苹果打蜡致癌，是真的吗

不是。“苹果打蜡致癌”缺乏科学依据。苹果是安全性比较高的水果，可以放心食用。

苹果中含有丰富的维生素 A、维生素 C、膳食纤维、钙、磷、钾、铁等营养素，是很多人喜欢的水果。由于苹果是新鲜食用农产品，成熟采摘后，若长期保存或运输，则表皮容易起皱，因此需要打蜡，这样可以防止水分流失，解决表皮皱缩的问题，延长苹果的保存时间。

然而，有些人认为，苹果打蜡会致癌，这是真的吗？其实，这种说法是不科学的。

首先，苹果生长过程中表皮自身会分泌一层果蜡。这种果蜡是一种酯类成分，可以防止外界微生物、农药等入侵果肉，不会影响人体健康。

其次，根据国家规定，用于苹果的蜡是一种食用蜡，常见的有吗啉脂肪酸盐（又名果蜡）、巴西棕榈蜡等，属于食品添加剂，具有保质、保鲜、上光、防止水分蒸发等作用，不会损害人体健康。

假如有一些不法商贩人为添加非食用蜡，如工业蜡（可能含有铅、汞等重金属），危害人体健康，那么也会在质量检测结果中提示铅、汞等重金属含量超标。但在近几年来农业部对果品质量安全抽检及风险评估的结果中，苹果中铅、镉等重金属的含量极低，并不存在超标的情况。

因此，苹果是安全性比较高的水果，可以放心食用。如果还是不放心，那么可以削皮食用，或用热水、盐水、水果洗涤剂等清洗后再食用。

41/

水果皮上的“白霜”是农药残留吗

不是。苹果上的“白霜”是一种名为“表面蜡质”的物质，是植物自我组装的蜡质晶体，而不是农药残留。

当我们去超市或市场买水果时，会发现一些水果表面有一层“白霜”，如葡萄、蓝莓、李子、甘蔗等。有的人认为这些“白霜”是农药残留物，吃了会危害身体健康，这是真的吗？

其实，苹果上的“白霜”是一种名为“表面蜡质”的物质，它存在于大多被子植物的表皮细胞外的角质膜外，是植物自我组装的蜡质晶体，而不是农药残留。这些蜡质晶体中含有长链的脂肪族化合物（如长链脂肪酸、醛、醇等）、环状化合物及甾醇类化合物等。葡萄、蓝莓、李子等这类果皮上的“白霜”的主要成分是五环三萜类化合物齐墩果酸，约占60%~70%，这些化合物不溶于水，且无毒，有助于植物抵抗紫外辐射，避免表面形成湿润的环境，从而防止病原菌的侵染。因此，“白霜”并非农药残留所致，而是与生俱来的，可以认为是无毒的，不会对人体造成伤害。

当然，虽然水果上的“白霜”对人体无害，但并不意味着水果不用清洗，建议大家买回水果后，还是要进行一些简单的消毒清洗工作，如温水冲洗、盐水浸泡等。

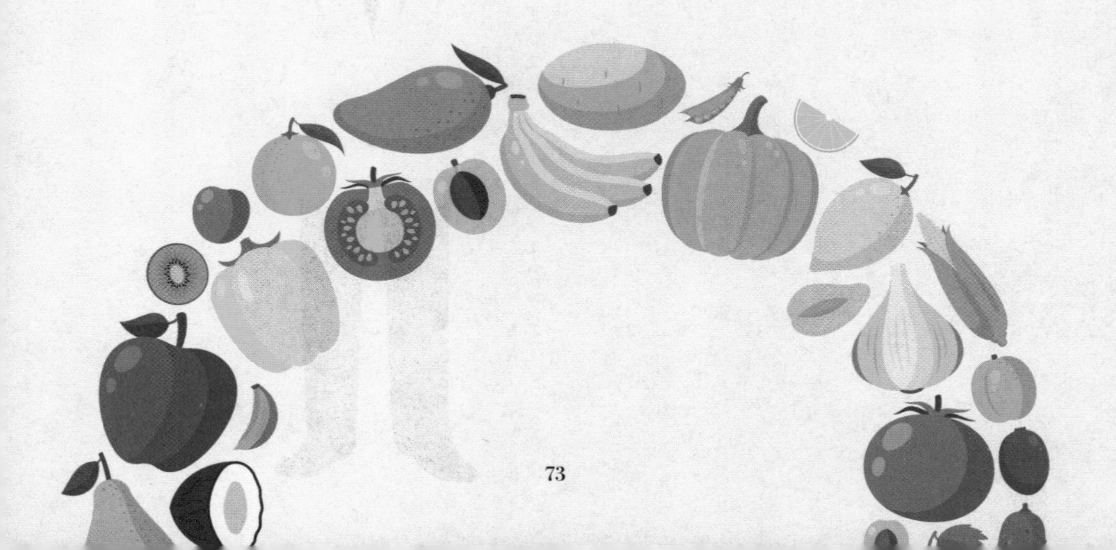

42/

柑、橘、橙变甜是被“打针”了吗

不是。“注射”“打针”之说缺乏科学依据。

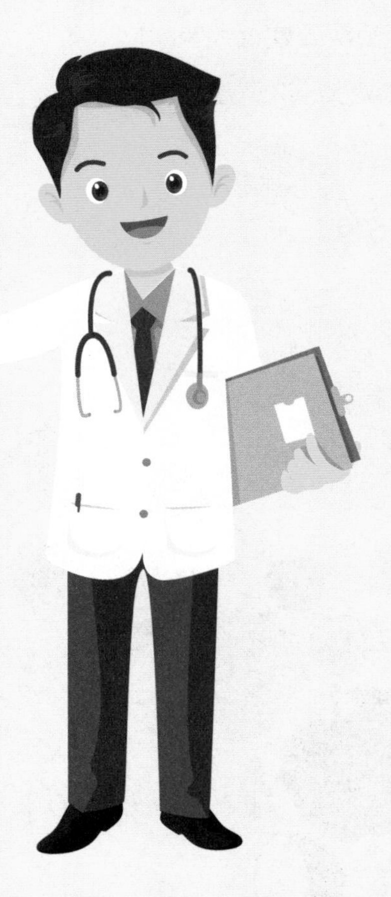

网传柑、橘、橙表面有针眼而且很甜，是因为被“打针”使用了甜蜜素，这是真的吗?

多位专家表示，水果使用甜蜜素已经是谣传很多年的旧话题。不仅“注射”“打针”之说不靠谱，“浸泡”之法也基本不可能。因为柑橘表皮厚实且为油性，外界物质很难附着穿透，甜蜜素浸泡起不到增甜效果,包括金橘这种连皮吃的柑橘类水果也不会使用甜蜜素。因为“浸泡”之后的柑橘类水果,表面湿度增大,非常不利于保存,极易腐烂变质。而且，不管什么水果，果肉里面都是固体，即使液体注射进去，也无法分布均匀。专家表示，柑橘类水果的甜度是由品种、光照、土壤条件、施肥等因素决定的，即使注射甜味剂，也只能让水果局部变甜。这样处理柑橘类水果之后，极易腐烂变质，而且逐个“注射”，人力成本也很高，得不偿失，一般不会被商贩采用。至于市民购买橘子时，偶尔会发现表面有像砂眼一样的小洞，可能是在橘子采收、装卸及运输过程中造成的机械伤。

另外，专家还针对柑橘类果皮是否允许打蜡做了释疑：据《食品添加剂使用标准》规定，果蜡是一种被膜剂，可用于新鲜水果表面保鲜处理，可以按生产需要适量使用。对水果进行打蜡处理，可增强果面光亮度，减少果实水分散失、降低腐烂，保持原有品质。

43/

草莓畸形膨大会致癌吗

只要是在正常使用范围内，膨大剂就是安全的。

有传言认为，个头大、形状奇怪的草莓都是用膨大剂催出来的，膨大剂会致癌，这些是真的吗？

事实上，通过体积和形状来判断草莓是不是使用了膨大剂，并不完全可靠。草莓的品种是影响个头大小的重要因素之一。有些品种的草莓个头本就比其他品种大。其次，通过杂交选育技术也能培育出个头大的草莓品种。此外，适当地进行疏花疏果，也可以得到个头更大的草莓。有些异常大的草莓确实存在使用膨大剂的可能。不过，膨大剂只是一种植物生长调节剂，学名氯吡苯脲，是国家允许的可以广泛应用在果蔬上的植物生长调节剂，使用后在环境中降解快，喷施到植物上 24 小时后就有 60% 发生降解，即使进入动物体内也会很快被排出。专家指出，只要是在正常使用范围内，膨大剂就是安全的。

另外，购买草莓时，还有一点要注意：草莓产地和营养高低之间没有必然关系。市场上的草莓有的来自四川，有的来自北京昌平等其他地方，各家都说自家草莓口味最好、营养最高。实际上，不同产地的草莓在营养价值上确实会有一些差异。研究发现，不同产地的草莓，有的含糖量低，维生素 C 含量也较少；有的含糖量会高一些，维生素 C 含量相对较高。不过草莓中 90% 以上都是水分，其他营养物质的含量很少，即便不同品种草莓的营养素含量略有差异，但整体相差并不多。

44/

吃了催熟草莓会导致性早熟吗

这种说法不科学。只要按照国家标准使用催熟剂，是可以保证食用安全的。

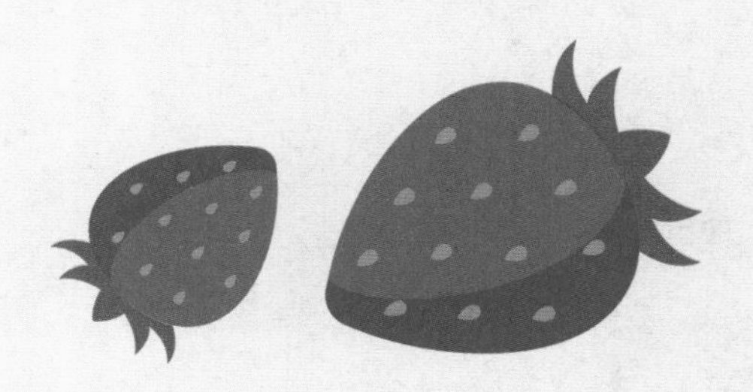

草莓中含有丰富的维生素C、维生素A、维生素E、胡萝卜素、叶酸、钙、铁等营养物质，且口感香甜，深受儿童们的喜爱。但有的人认为，儿童吃了催熟的草莓会导致性早熟，这是真的吗？

专家认为，这种说法不科学。水果之所以要催熟，主要是因为长途运输和贮藏的需要，而催熟其实是人为施用乙烯气体或乙烯释放剂（乙烯利）来诱发水果成熟的过程。并且人工催熟和自然成熟果实中植物激素乙烯的作用是一致的，吃自然成熟的果实不会促进性早熟，同样的道理，吃催熟果实也不会使儿童性早熟。另外，对于催熟水果中的乙烯利残留，国家有明确的限量规定，因此，只要按照国家标准使用催熟剂，是可以保证食用安全的。

不过，由于成熟阶段的不同，自然成熟的水果与催熟的水果在香气、色泽、营养方面会有差别，但不会影响人体健康。

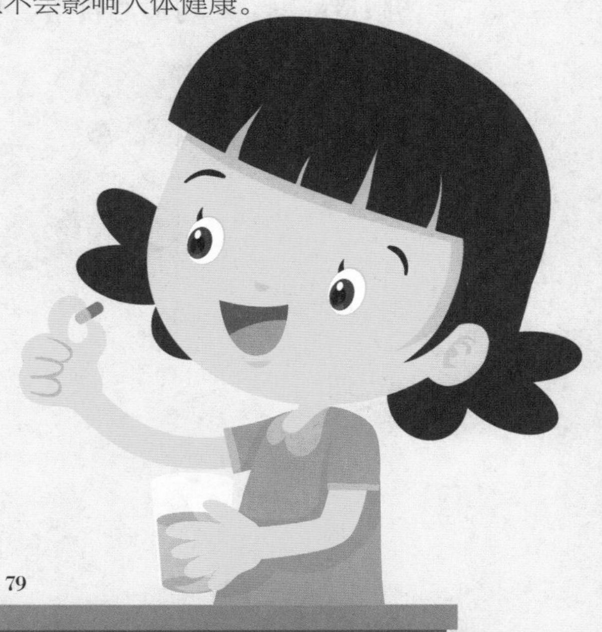

45/

香蕉使用的保鲜剂，是甲醛吗

不是。目前主要使用的香蕉保鲜剂均已经过国家允许，也都制定了相应的推荐使用量和残留限量标准，尽可放心食用。

香蕉是一种“呼吸跃变型”的水果，采摘后呼吸旺盛，而且到了一定成熟度时会出现“呼吸爆发”，可能迅速衰老变软，抵抗力下降，很容易被碰伤或被真菌侵染，变黑腐烂，所以香蕉采收后，为了保障长距离运输，需要马上进行保鲜处理。目前主要使用的香蕉保鲜剂是国际公认低毒杀菌、降解速度快的咪鲜胺、甲基硫菌灵、异菌脲，均已经过国家主管部门登记，允许在香蕉保鲜中使用，也都制定了相应的推荐使用量和残留限量标准。因此，我们不用担心，尽可放心食用。

另外，甲醛的挥发性很强，对眼睛和呼吸道有强烈刺激性。甲醛有害人尽皆知，香蕉种植农户不可能冒着生命危险用甲醛处理大批香蕉。在国内外香蕉种植基地，香蕉的采摘都是从青色的时候就开始，在采收过程中都要经过保鲜水池浸泡再进行包装，然后运到市场，再经过乙烯这种自然植物激素催熟为成熟香蕉。

由于香蕉不易储存，那么日常香蕉长斑了还能吃吗?

可以的。香蕉上细小的褐色斑点，通常是因为香蕉感染了炭疽病，这种病只会表现在成熟香蕉的表皮上，并不会对人产生影响。因而长斑的香蕉说明已经成熟，而且味道香甜软糯。如果想买来马上吃，那么可以适当挑选长斑的香蕉。

46/

红心柚子是染色的吗

不是。打针染色的可能性极低，因为色素在果实内不容易分散，很难实际操作，且很容易造成柚子难以运输、保存。

网上流传着“红心柚是打针染成红色”的说法，而且有的红心柚果肉红色不均匀，到底是不是染了色呢？

红心柚果肉之所以是红色，是因为含有番茄红素、β–胡萝卜素。红心柚中番茄红素是普通白柚的55倍，β–胡萝卜素是普通白柚的46.8倍。番茄红素和β–胡萝卜素都是类胡萝卜素，属于植物化学物质，具有抗氧化作用，可以清除体内自由基，延缓衰老，有防癌抗癌的作用，对人体显然无害。而果肉颜色不均匀的情况，主要是受生长环境和成熟度的影响。同一个柚子里，每一瓣的大小不一样，口感和颜色也有差别。完全一样的情况反而是不常见的。打针染色的可能性极低，因为色素在果实内不容易分散，很难实际操作，且很容易造成柚子难以运输、保存。

柚子具有祛痰润肺，改善胃肠环境，降火利尿，清除人体自由基等功效。但是柚子虽好，也不可贪吃。

高血压患者服药期间不宜多吃柚子。柚子含钾量高，高血压患者在服药期间摄入大量柚子，会使血压骤降，可能出现心慌、头晕、恶心等症状。

虚寒体质者不宜多吃柚子。柚子性寒，身体虚寒的人大量吃柚子容易出现胃寒、胃痛、腹泻等症状，血压低的人也不宜多吃柚子。

肾病患者不宜多吃柚子。柚子含钾丰富，钾离子需经肾脏通过尿液排出，肾病患者需要特别限制钾离子的摄入。

口服用药期间不宜吃葡萄柚。葡萄柚中含有的呋喃香豆素类化合物，会抑制肠道中药物代谢酶活性，从而减少药物在肠道内的分解，增加药物的吸收，导致血液中的药物浓度升高。

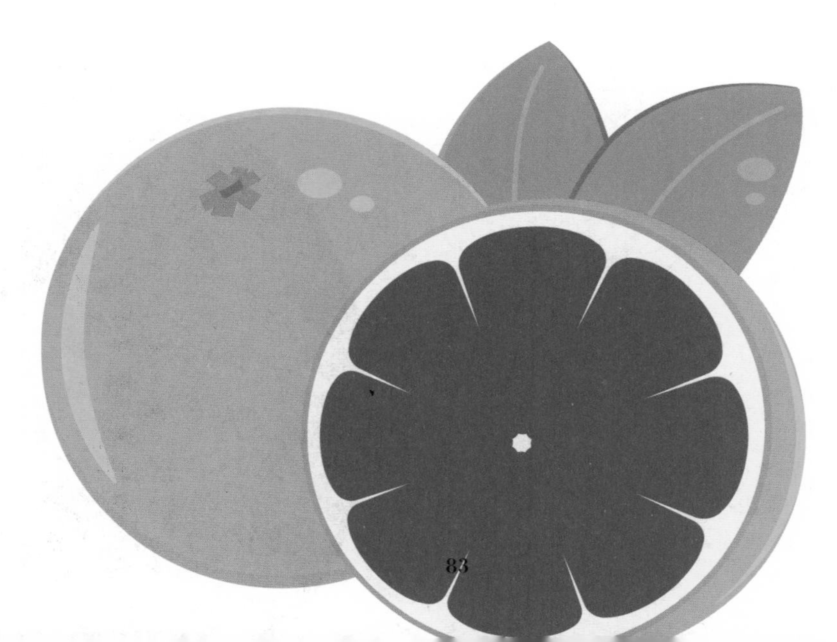

47/

猕猴桃 3 个月不烂，是添加了防腐剂吗

不是。通常猕猴桃在 0℃冷藏的条件下，不添加任何防腐剂、保鲜剂也是可以放置 6~8 个月不变质的。

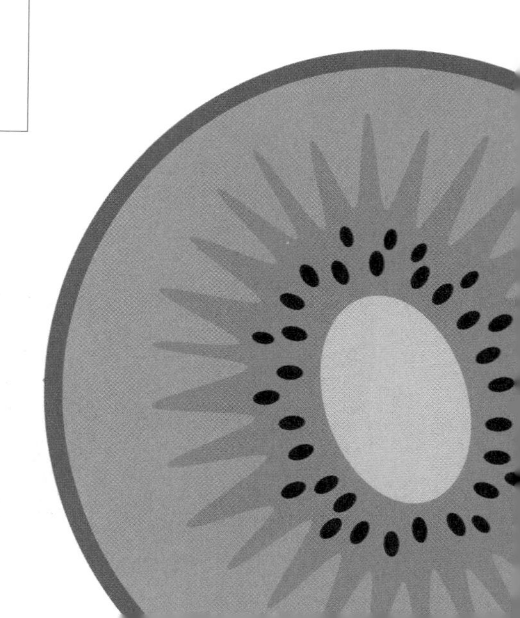

猕猴桃存放近 3 个月仍未变质，是添加了防腐剂吗?

事实上，猕猴桃在 0℃冷藏的条件下，不添加任何防腐剂、保鲜剂也可以放置 6~8 个月不变质。对于室温下长时间不腐烂的猕猴桃，可能是进行了特殊保鲜处理，比如添加 1– 甲基环丙烯保鲜剂。1– 甲基环丙烯是一种植物生长调节剂，用于自身产生乙烯或乙烯敏感型果蔬、花卉的保鲜，是一种乙烯作用抑制剂。该保鲜方式安全可靠，对人体没有危害。

专家表示，进口猕猴桃由于贮存、运输时间较长，除了严格控制采收期外，通常会经过乙烯吸收剂或抑制剂的保鲜处理。乙烯吸收剂是通过将乙烯氧化，降低环境中的乙烯含量，以防水果后熟过程太快；另一种保鲜剂是乙烯抑制剂，通过阻断乙烯与乙烯受体结合，阻止水果产生的乙烯发挥生理效应导致自身催熟。目前市场上有的商家也会使用一种涂膜保鲜剂给猕猴桃保鲜，主要是起到保湿和防虫害的作用，还可以起到微气调作用。

猕猴桃一般是八九分成熟，如果七分熟的时候采摘，那么后熟就很慢。因此如果我们不想买到长期不熟不烂的猕猴桃，可以在购买时尽量挑选一些成熟度高的果子，成熟果实营养丰富，口感好。另外，如果想让买来偏硬的猕猴桃尽快成熟，可将其与苹果、梨或者香蕉放在同一个塑料袋中催熟。因为苹果、梨、香蕉在自然后熟过程中，本身会释放出大量的乙烯，而所释放出来的乙烯又可进一步加速周围果实的成熟。

48/

熟吃水果，更滋补还是没价值

对绝大多数健康人而言，生吃熟吃水果各有优势。

生活中，大部分人吃水果都是吃生的，一来是为了更多地摄取水果中的营养成分，二来生吃水果能获得清新爽脆的口感。然而在寒冷的冬季，生吃冰凉的水果，肚子似乎总爱“闹情绪”。尤其对牙齿不好、消化不良、胃肠功能较弱的人来说，喝点热腾腾的“水果汤”，既利于补充相应的水分，也便于获取丰富的营养，同时还避免了生冷水果对肠胃的刺激。

当然，也有的人会顾虑：熟吃水果，会破坏其中所含的维生素C等营养成分吗？其实，对于富含维生素C的水果，如猕猴桃、柚子、柠檬、草莓、番茄、葡萄等而言，是不太适合水煮或者水煮时间过长的，以免这些水果中的维生素C受到破坏而大大降低它们的营养价值，因而大多生吃比较好；而对于苹果、梨、桃这些维生素C含量比较低的水果而言，熟吃对维生素C摄入量的影响较小，并且其中的钾、镁、有机酸、果胶、纤维素等成分，基本上在高温下能大部分保持“原生态”，与此同时，熟水果的润燥、通便、促进消化等保健作用与生水果差别也不会太大，所以，根据个人喜好，这类水果可以选择熟吃。

不过，即便熟吃水果不会损失大量的营养成分，也不等同于不会引入不利于健康的因素。煮水果时需要加水，会稀释糖分，让甜味变淡，而由于有机酸被稀释后会释放更多氢离子的性质，汤的酸味基本上不会变淡，所以需要放很多糖来调节口味。这就使水果汤的热量值大幅度提高，熟吃水果的健康效应大打折扣，甚至可能是弊大于利。因此，熟吃水果的时候，要尽量避免添加过多的糖，包括蜂蜜在内都要少用，否则就类似于喝甜饮料了。另外，生水果质地较硬，食糜在胃里停留的时间较长，而且生水果的细胞壁是完整的，它能延缓糖分从细胞中释放出来，故而吃生水果的餐后血糖上升较米饭、馒头低一些。但是，如果把水果煮到软烂，细胞壁就会被彻底破坏，其糖分很快就能释放出来，显然会使血糖快速增高，对糖尿病患者是不利的。同时，血糖上升快，会促进脂肪合成，而不利于脂肪分解，进而影响对血脂的控制。此外，水果中含有多酚类物质，它们能够抑制消化酶的活性，延缓消化，煮熟后，这些物质部分被破坏，降低对消化酶的抑制作用，这对消化不良、消化酶活性低的人来说，这是件好事情，但对糖尿病和高血脂患者来说，这就不是什么好事情了。

总之，我们一定要搞清楚自己的身体具体处于哪种情况，需要什么样的“保健作用”。是希望食物容易消化呢，还是希望延缓消化速度控制血糖上升呢？目的不同，选择和烹调食物的方法也各不相同。当然，对绝大多数健康人而言，生吃熟吃水果各有优势。只要合理控制每天的摄入量（200~350 g/d，约每天半斤），都可以充分享用水果的美味哦！

49/

维生素 C 片可以替代水果蔬菜吗

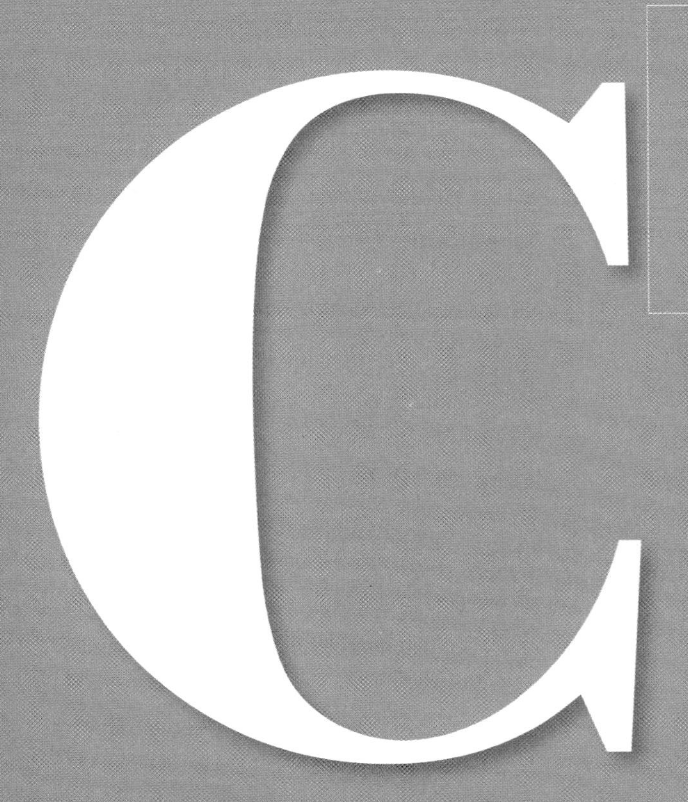

不可以。仅靠服用维生素 C 片是无法替代水果蔬菜的，更达不到平衡营养的效果。

维生素C对于人体代谢以及生命活动等方面具有重要影响。然而，有的人会认为，平时只要多服用维生素C片，就可以不吃或少吃蔬菜、水果。那么，维生素C片真的可以替代水果蔬菜吗？

其实，服用维生素C片和进食蔬菜、水果并非一回事。蔬菜、水果不仅提供维生素C，还富含其他各种维生素、矿物质、膳食纤维及有益健康的植物化学成分，这些营养素对维持人体健康、预防疾病具有重要的作用，也是任何营养补充剂替代不了的。而服用维生素C片，人体仅能获得单一的维生素C营养成分。同时，不同种类的蔬菜、水果都具有各自不同的口感和风味，在补充身体所必需的营养素的同时，还可以品味和欣赏各种美味佳肴，从而满足人们的感官需求，这也是维生素C片无法做到的。

维生素C是水溶性维生素，毒性低，很少引起毒性反应。但是，临床发现，大量摄入维生素C片的人可发生草酸尿和肾结石。为何会如此呢？这是因为维生素C在机体里会变成草酸盐，如果维生素C摄入过多，则产生的草酸盐增加，形成草酸尿。大部分草酸盐随尿排出时，若部分滞留在肾脏，就会形成草酸结石。服用维生素C片时如果不加注意，往往会服用剂量偏大，长期服用则易使体内生成大量草酸，成为肾脏草酸盐结石的潜在危险，同时，长期摄入大剂量维生素C可产生依赖性、中毒等不良反应。通常，1天维生素C的摄入量不超过2000 mg（2g）。

因此，仅靠服用维生素C片是无法替代水果蔬菜的，更达不到平衡营养的效果。对一个健康人来说，只要平时不偏食，吃适量的水果和蔬菜，一般是不会发生维生素C缺乏的。但对某些特殊人群来说，适当补充些维生素C片仍然是十分必要的，只是不能完全取代水果和蔬菜的地位。

50/ 膨大增甜剂能让西瓜炸开吗

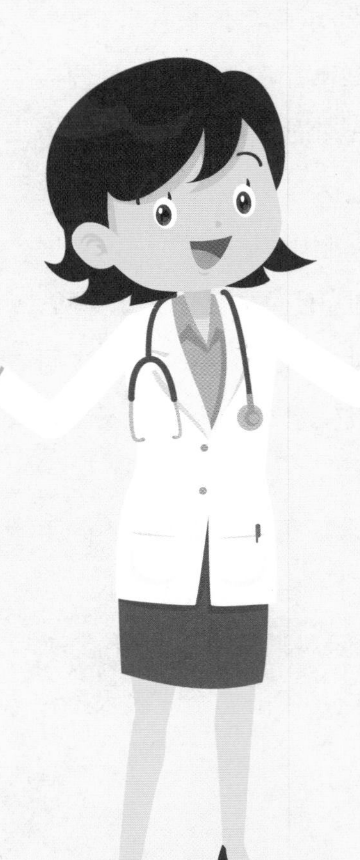

西瓜开裂的原因不能简单归结于膨大剂上，膨大增甜剂也不一定能让西瓜变“炸弹”。

有传言认为，膨大增甜剂能让西瓜变“炸弹”，这是真的吗？

事实上，影响西瓜开裂的因素有很多，如西瓜的品种、天气、肥料、膨大剂的使用等。

研究表明，与晚熟品种相比，早熟品种的瓜皮较薄，易裂开。其次是天气因素，西瓜在经历长期干旱后，短期内大量吸收水分就会容易胀裂。此外，肥料也是重要的影响因素之一，过多的氮肥会使西瓜皮易开裂，因为氮肥可以大大提高西瓜的生长速度（瓜瓤的生长速度大于瓜皮）。

当然，西瓜开裂与膨大剂的使用时期不当也有关系。常用的膨大剂为氯吡苯脲，是经过国家批准的植物生长调节剂，并不属于食品添加剂。其主要作用是加强细胞分裂，增加细胞数量，加速蛋白质的合成，增加果实数量，提高含糖量，改善作物品质，提高商品性等。因此，合理使用膨大剂是安全的。膨大剂一般在西瓜雌花开花的当天或开花前 1~3 天按推荐的使用量喷在瓜胎上。不过，当其使用时期或用量不当时，也会出现瓜裂。

由此可见，西瓜开裂的原因不能简单归结于膨大剂上，膨大增甜剂也不一定能让西瓜变“炸弹”。西瓜开裂与西瓜的品种、天气、过度使用氮肥、未合理使用膨大剂等皆有关系。

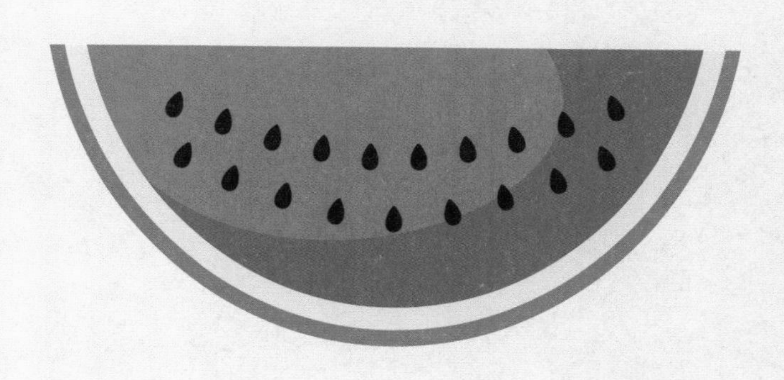

51/

荔枝“泡药水”到底是怎么回事

化学试剂浸泡是荔枝采摘后的一种常规处理方法，只要合理使用一般不会对人体造成危害。

有传言说，现在市场上的荔枝是用药水浸泡的，用得最多的药水是福尔马林，具有弱腐蚀性，吃了不安全。那么，荔枝是不是真的会用药水浸泡呢？

首先明确一下，化学试剂浸泡是荔枝采摘后的一种常规处理方法，这是因为荔枝十分容易坏。虽然荔枝的外壳看起来密实又牢固，但其实非常脆弱，是最不耐贮藏的水果之一。而化学药剂保鲜是目前应用最广泛的保鲜技术之一。但必须强调的是，荔枝的保鲜不用福尔马林。荔枝采摘后允许使用漂白粉溶液清洗，还可以用规定种类的杀菌剂浸泡处理，只要最终的杀菌剂残留量符合国家规定即可。因此，用化学试剂浸洗荔枝既可以杀灭其中可能存在的微生物起到防腐保鲜的作用，又有利于延长荔枝的保存时间。

那么，用化学试剂浸泡的荔枝是否安全呢？国家规定允许使用的杀菌剂、保鲜剂有抑霉唑、噻菌灵等，其毒性不高、用量有严格限制，只要合理使用一般不会对人体造成危害。

然而，随着人们对食品安全的重视，积极寻找更加安全无害的处理荔枝的方法已成为必然的趋势，如调节贮藏温度和空气中氮气的比例、使用生物保鲜方法等。但是新型的保鲜方法尚未成熟，目前荔枝保鲜技术仍然无法完全脱离杀菌剂。因此，在使用杀菌剂、保鲜剂时一定要合理规范，只有这样才能避免食品安全问题，造福大众。

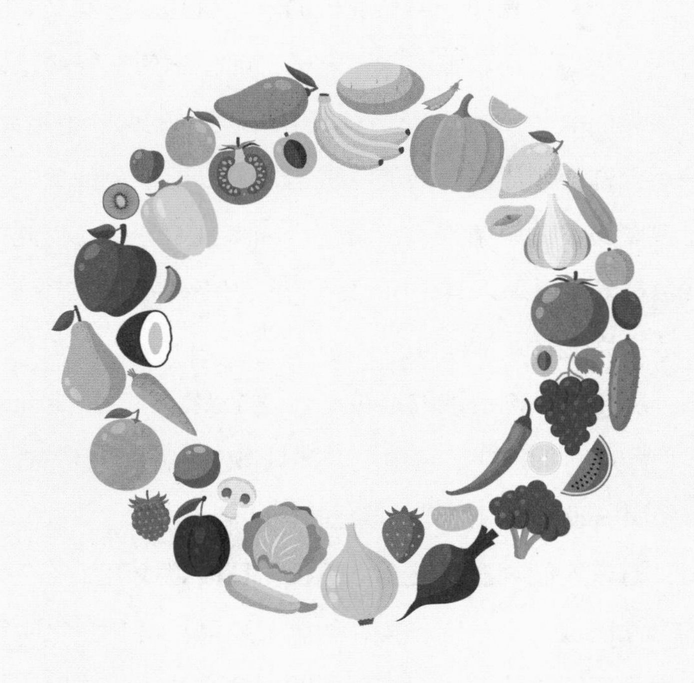

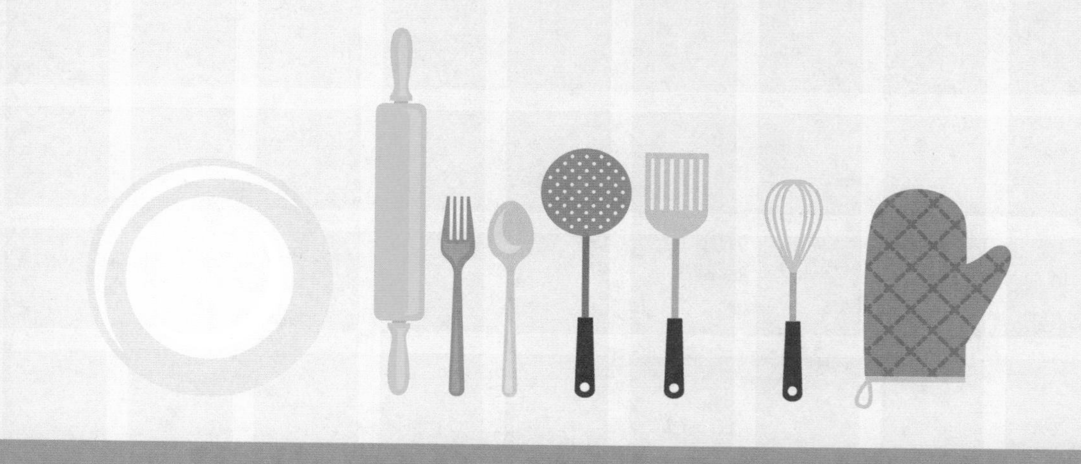

鱼、禽、肉、蛋
食用误区

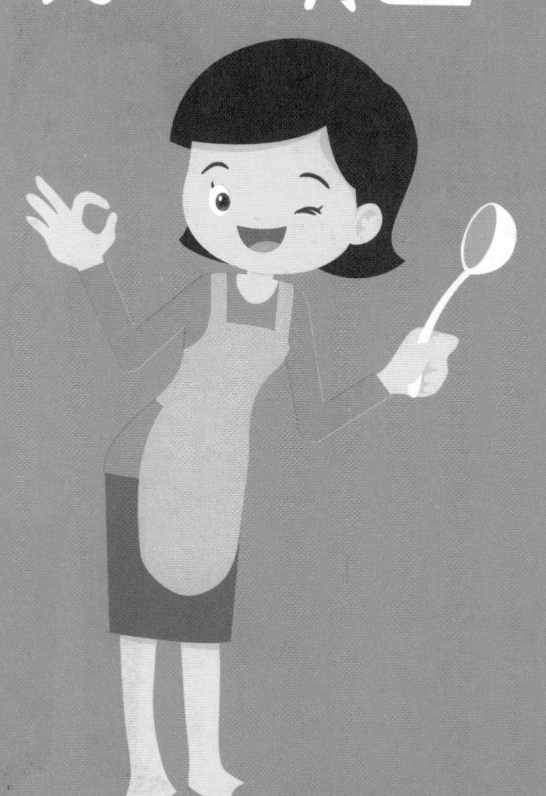

52/

鱼肚子里的“黑膜”越黑，污染越严重吗

不是。鱼腹中的这层黑色膜学名腹膜脏层，其颜色与污染没有直接关系，是可以食用的。

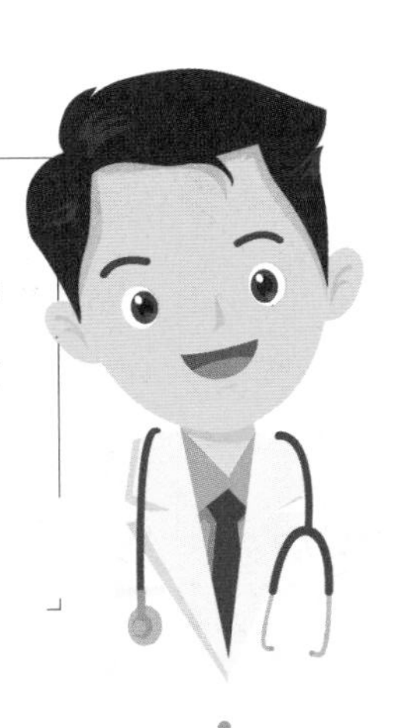

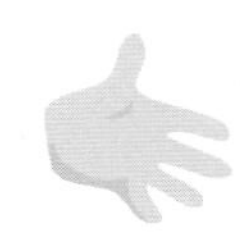

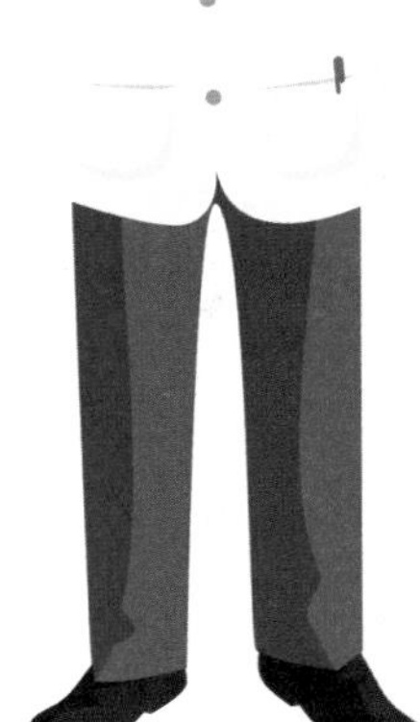

有的人发现，鱼的腹腔两侧有一层黑色膜衣，认为这层黑膜是鱼腹中各种有害物质的汇集层，是最腥臭、泥土味最浓的部位，含有大量的类脂质、溶菌酶等物质，吃了会有害身体健康，这是真的吗？

实际上，鱼腹中的这层黑色膜学名腹膜脏层，存在于鱼腹壁和内脏之间，有润滑和保护内脏的作用。腹膜能够包覆腹腔内大部分的器官，有吸收撞击、保护内脏的效果；它还能分泌黏液滋润脏器表面，减轻脏器间的摩擦。不只是鱼有，很多高等脊椎动物的腹腔中都有这么一层黏膜，人体内也含有，其主要作用也是保护和润滑内部脏器。

另外，鱼腹膜颜色与污染没有直接关系，其颜色是由鱼种类和鱼体内色素含量决定的，仅凭腹膜的颜色就认为它是有毒污染物的说法是毫无科学依据的。研究表明，并不是所有的鱼腹膜颜色都是黑色的。不同鱼类品种，其腹膜脏层和腹膜壁层色素细胞分布不同，并且不同鱼类体内黑色素的代谢情况也不同，所以腹膜会出现不同的颜色。

那么这层黑色膜衣到底能不能吃呢？当然可以吃！不过，这层膜主要是由脂肪细胞组成，脂肪含量很高，营养价值不高，确实更容易富集一些脂溶性的污染物，但是并不会达到危害人体健康的程度。因此，食用鱼类产品时不必太介意那层腹膜。

53/

吃淡水鱼好，还是吃深海鱼好

从营养价值角度来看，淡水鱼和深海鱼其实差别不大。

鱼肉属于瘦肉型，富含蛋白质、维生素 A、维生素 D、维生素 E、脂肪酸、钠、硒、碘等营养物质，营养丰富，有益身体健康。但是，很多人都很疑惑究竟是吃淡水鱼好，还是吃深海鱼好？

从营养价值角度来看，淡水鱼和深海鱼其实差别不大，都含有丰富的脂肪、蛋白质、矿物质、维生素等，适合各类人群进行食用。海鱼含有的多不饱和脂肪酸 EPA 和 DHA 略多一些。

从新鲜度角度来看，由于大多数海鱼捕捞上来之后会受压力影响快速死亡，如果运输条件不合格，就容易引起鱼肉腐败变质。而淡水鱼由于生存在浅水层不容易死亡，所以通常能够买到活的淡水鱼。

从口感角度来讲，因为海鱼生长在海里，活动范围广且活动频繁，以多种海藻、微生物为食，所以其肉质的弹性较好，口感较丰富一些。而淡水鱼一般活动范围小，且食物多为人工饲养，因而口感相对差一些。不过，口感是因人而异的，不同的人喜欢的口味也不同。

此外，值得一提的是，相对于淡水鱼来说，海鱼中的蛋白质属于异体蛋白，更容易引起过敏。所以在选购时，要根据自身的情况而定，避免出现过敏等不适。

54/

小龙虾真的是生活在污水中，专吃垃圾吗

不是。污水环境会使小龙虾的活力显著下降，容易出现大批死亡，所以养殖户会很注意水质的保养。

小龙虾肉味鲜美，广受人们的喜爱。然而，有的人却认为小龙虾生长在污水中，专吃垃圾，是真的吗？

实际上，由于小龙虾属于杂食动物，其食物主要是水底的有机质，如水草、藻类、水生昆虫、有机碎屑、小鱼、小虾、贝类等，甚至在吃不饱的时候同类相残，所以具有很强的生命力，能在污染水中生存。但是餐馆中的小龙虾基本上都是养殖的，在养殖环境中，要根据生长需要，投喂动物性和植物性饲料，如麦麸、豆饼、水生昆虫幼体等。

此外，虽然小龙虾能在污水中生存，但它们并不喜欢那样的环境。并且小龙虾对环境的忍耐是有限度的，水质越差，则小龙虾繁殖越困难，且质量不高，脱壳慢。在养殖条件下，小龙虾密度较大，如果水比较脏，则它们的活力就会显著下降，容易出现大批死亡，所以养殖户也会很注意水质的保护。

55/

大闸蟹特别肥，是养殖户给它们喂了避孕药吗

不是。专家表示，“喂大闸蟹吃避孕药”缺乏科学依据。

有传言认为，大闸蟹如果吃了避孕药，那么母蟹的黄或公蟹的膏就会更多，特别肥的大闸蟹是被喂了避孕药，这是真的吗？

通常人们理解的避孕药主要为孕激素、雌激素或雄性激素等人用激素。专家表示，喂大闸蟹吃避孕药是不现实的，螃蟹属于无脊椎动物，

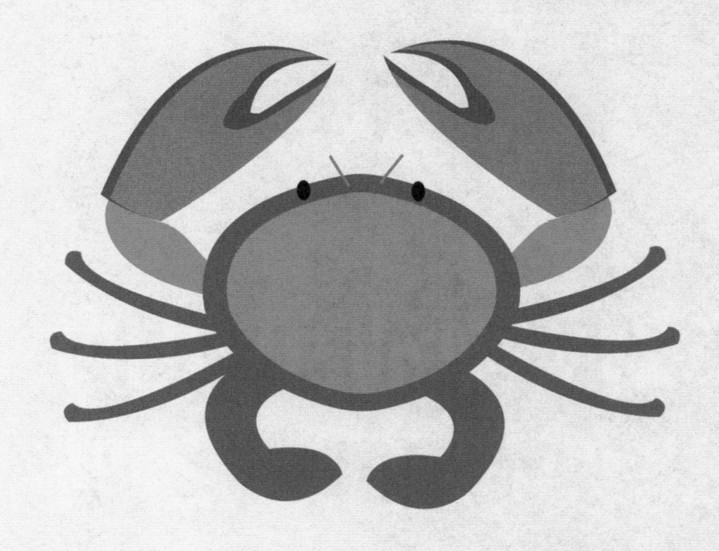

与人相差甚远。大量实验显示，投入人用激素进行喂养，会打乱螃蟹的蜕壳秩序，导致螃蟹生长过程紊乱，容易造成大量死亡，螃蟹“难产”，最终导致在上市季节螃蟹产量太低。这对养殖户来说，风险较大，且可能引发绿藻繁殖，从而破坏湖中的生物链，造成更大的损失。

另外，即使避孕药对大闸蟹有作用，由于蟹黄和蟹膏都是蟹的性腺，如果蟹吃了避孕药，就会抑制其性腺的成长、成熟。没了蟹黄或蟹膏的大闸蟹美味将大打折扣。所以，无论从哪方面来说，喂避孕药都是不大可能的。

类似的，还有关于大闸蟹抗生素喂食超标的传言，实际上，大量用抗生素会破坏养殖水体，在现代水产养殖模式中，养“水”是养殖的前提。在养殖前先在养殖水域中种水草，其次使用微生物制剂调节水体使水质稳定，再进行养殖。但如果在其中投入大量抗生素，抗生素的杀菌作用可能会使水体中的微生物大量死亡，破坏养殖环境，从而不利于大闸蟹生存。

56/

对致癌物清单里的烧烤要敬而远之吗

尽管烧烤有苯并芘等致癌因素，但人体对少量苯并芘有代谢功能，只要注意不要长期食用就危害不大。

现在，烧烤遍布大街小巷，它独特的风味老少皆爱。但是，大家也都知道，烧烤不健康、不卫生甚至可以致癌。那么，要对致癌物清单里的烧烤敬而远之吗？

其实，烧烤并非单指街边铺子的烧烤，凡是烧烤做法的食物都可能危害健康。烧烤中的致癌因素有 3 个，即亚硝胺、苯并芘和杂环胺。

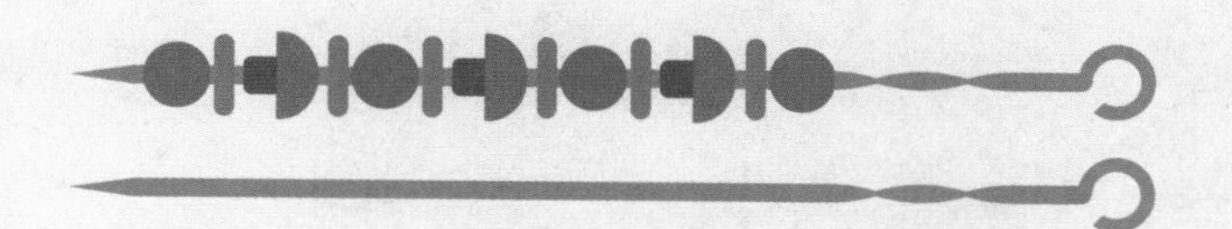

一般烧烤之前的腌制食物原料过程比较长就会产生亚硝胺，它能通过皮肤、消化道进入人体内。有研究表明，经常吃烧烤的女性患乳腺癌的概率比平时不爱吃烧烤的人要高。

另外，烧烤的鱼、肉类等中的脂肪经过焦化与肉中蛋白质结合，会产生致癌物质苯并芘，如果经常食用被苯并芘污染的烧烤类的食物有诱发胃癌、肠癌的危险。

并且，烧烤食物需要高温烹调，而肉类、蛋白质丰富的鱼类等在经过高温烹调之后都会产生杂环胺，食品加热温度越高，产生的杂环胺就会越多，因此长期食用高温烹调的烧烤食物，就有引发癌症的风险。

然而，事实上也不必完全不吃烧烤。因为人体对少量苯并芘有代谢功能，只要注意不要长期食用就危害不大。此外，平时制作烧烤时应注意避免高温，控制火源位置或不使用明火。同时，在烧烤前后可以多食用一些新鲜蔬菜、水果，避免同时饮用大量啤酒。

57/

肉松是棉花做的吗

不是。肉松和棉花的成分构成有很大区别。

肉松泡在水里有絮状物，用打火机能点燃变黑，就能判断肉松是棉花做的了吗?

肉松和棉花的成分构成有很大区别。肉松的主要原料是肉，其本质是一种肌肉纤维，主要成分是蛋白质。而棉花的本质是植物纤维，主要成分是纤维素。两者的口感差异大，肉松松软，一吃就化，而棉花表面看上去松软，但放入嘴里却嚼不烂。

另外，食物能点燃是一种普遍现象，通过点燃也可以分辨肉松和棉花。肉松燃烧时一般会有一股焦煳味，而棉花的主要成分是纤维素，虽然也可以直接点燃，但并不会有焦煳味。

虽然棉花、肉松好鉴别，但对于不含肉的“假肉松”，还需多加注意！添加大豆粉、豌豆粉或大豆分离蛋白、大豆浓缩蛋白是近年来肉松生产中的常见工艺，这样做有提高肉松产量和营养价值等好处。肉松加豆粉或豆类蛋白是合理的，但前提是比例不应过高。由于行业内缺乏统一标准，有些厂家为了低价竞争，添加辅料的比例越来越高。甚至有的肉松粉里基本不含肉，主要是用猪肉香精调味做出来的“肉味豆粉”，常被称为“假肉松”。

因此，为了安全起见，购买正宗肉松应注意以下 3 点：

1. 看配料表。肉松配料表中应该有猪肉或牛肉，但如果配料表中只有豆粉、淀粉而没有“肉”，说明不正宗，豆粉排名越靠前，添加量越大。

2. 看购买渠道。建议通过正规渠道购买包装密封性好的产品；不要买散装肉松，不易保存，建议购买小份包装；也不要盲目相信网上的“传统工艺、家庭自制”肉松。

3. 看肉松颜色。品质好的肉松颜色是金黄色或淡黄色，有光泽和弹性，呈疏松絮状，且纤维较长。

58/

“速生鸡”是激素催发的吗

不是。肉鸡出栏快靠的是优良品种和先进的饲养技术，并非激素。

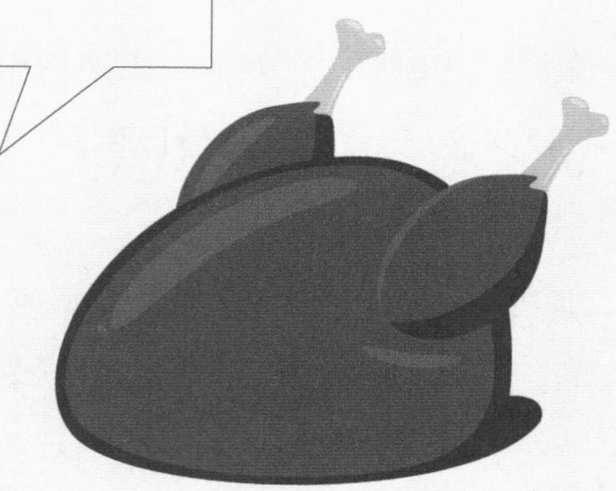

40 多天就能出栏的肉鸡，是怎么养出来的呢，靠的是激素吗？

现在国内绝大多数肉鸡，都是从国外引进的品种，主要以白羽鸡为主。肉鸡长得快，靠的是传统的杂交育种，人工选育，而不是打激素。大约在 20 世纪 80 年代，“饲料转化率单笼测定技术”的出现使肉鸡良种选育得到极大发展。过去 1 只鸡的寿命平均为 7~8 年，现在吃的肉鸡平均只养 40~42 天。当鸡很小的时候，饲料主要转化为肉，白羽鸡吃 1 斤饲料能转化为 7 两肉，远多于“土鸡”，因此价格便宜。随着体重增长，鸡长得越来越快，但它自身消耗的能量也越来越多。养到 35~40 天的时候，鸡的体重已经达到 4~5 斤，鸡肉中的脂肪分布均匀，分割出来的鸡腿、鸡翅、鸡胸等部位大小适中。如果继续养下去，当然可以长得更大，但对于养殖户来说很不经济。

养鸡除了选择良种，饲养技术也很重要。首先，刚孵化的小鸡送到养鸡场后，需要尽快补充营养。小鸡的身体底子好，后期才会长得更快更大。肉鸡养殖一般有 4 种饲料，对应鸡的不同生长阶段。就像婴幼儿有 1 段、2 段、3 段奶粉一样，不同饲料的营养配比不同，最大限度地符合其营养需求。其次，饲养环境要适宜。鸡舍的温度、湿度都要调节到最合适的状态，如果温度过高，鸡需要喘气、抬翅膀来散热。如果温度过低，鸡需要消耗更多能量来维持体温，这些都会降低饲料转化率。而保持良好的通风条件，定期消毒减少病毒、寄生虫、细菌数量，减少鸡生病等均可提高饲料转化率，缩短肉鸡的出栏时间。

因此，通过对以上知识的了解，我们可以知道肉鸡出栏快靠的是优良品种和先进的饲养技术，并非激素。

59/

煲完鸡汤的鸡肉还有营养吗

有。最佳吃法当然是既喝汤，又吃肉，但要注意控制盐的用量和加入的时间，尽量保持鸡肉的鲜美。

众所周知，鸡汤营养丰富，能够补益身体。“累了、虚了，来碗鸡汤”的观念已深入人心。那么，从营养角度出发，煲完鸡汤的鸡肉还有营养吗？

从现代科学的观点来看，鸡肉中的主要营养物质是蛋白质，其他的成分还有脂肪、维生素和钙等矿物质。在炖鸡肉的过程中，脂溶性的香味物质溶解在脂肪中，并伴随脂肪进入汤里；水溶性的香味物质自然而然地溶解到了汤汁里。这么多香味物质溶解在鸡汤里，这鸡汤能不好喝吗？但是，鸡肉中的蛋白质只有一小部分溶到了鸡汤里，很难超过总数的 10%。如果只喝鸡汤，不吃鸡肉的话，相当于扔掉了 90% 以上的蛋白质。

为什么鸡汤里的鸡肉不好吃呢？这就得提到炖鸡汤的过程中加盐的问题了。盐的加入会促进蛋白质的溶解，增加鸡汤中的蛋白质含量。但另一方面，盐的加入，会导致肉脱水，使鸡肉变得干涩，失去了滑嫩的口感。因此，炖鸡时正确的放盐方法是，将炖好的鸡汤降温至 80℃ ~90℃时，再加入适量的盐，这样鸡汤中的鸡肉口感最好。

另外，从物质能量守恒的角度来说，鸡肉中的营养成分是一定的。加热过程不能生成新的营养成分，长时间加热反倒有可能破坏某些营养物质。但最重要的成分蛋白质，只有一小部分在鸡汤中，大部分还是留在鸡肉中。

因此，最佳吃法当然是既喝汤，又吃肉，但要注意控制盐的用量和加入的时间，尽量保持鸡肉的鲜美。

如果只能二选一的话，那么要美味，喝鸡汤；要营养，吃鸡肉。

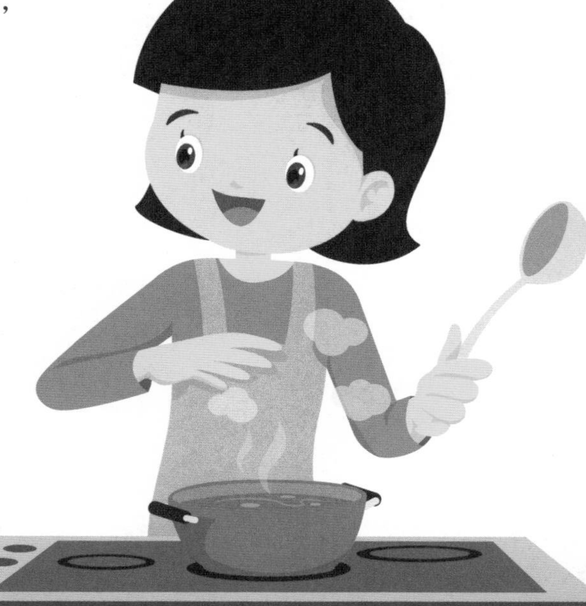

60/

柴鸡蛋比普通鸡蛋更有营养吗

不是。柴鸡蛋与普通鸡蛋的营养价值相差不大，在营养成分含量上也各有所长。

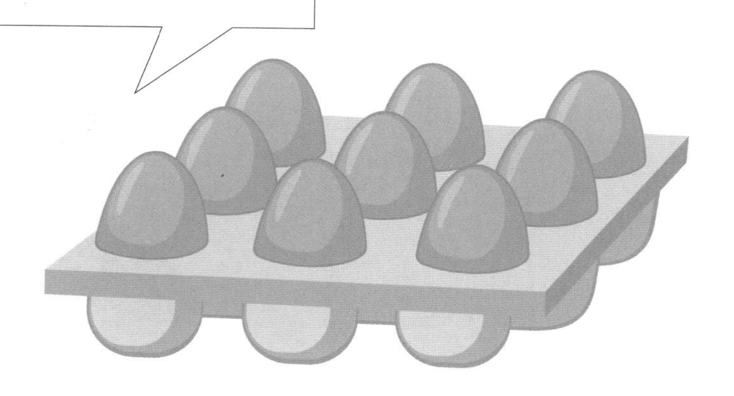

鸡蛋中含有丰富的蛋白质、卵磷脂、固醇类、钙、磷、铁及维生素等营养物质，营养价值极高。市场上可以见到商家为了吸引消费者，挂出各种不同品名的鸡蛋售卖，如柴鸡蛋、土鸡蛋、普通鸡蛋等，通常柴鸡蛋的价格要比普通鸡蛋贵一些。那么，柴鸡蛋比普通鸡蛋更有营养吗？

我们先来了解一下什么是柴鸡蛋。市场上所谓的柴鸡蛋又称土鸡蛋、笨鸡蛋，是指人工饲养，饲料以米、菜、地表昆虫等（各种营养更为平均）为主，几乎不含化工元素，且在正常环境下抱窝产出的鸡蛋。

其实，柴鸡蛋与普通鸡蛋的营养价值相差不大，在营养成分含量上也各有所长。中国营养学会专家顾问委员会曾经专门对柴鸡蛋和普通鸡蛋中 17 种氨基酸含量进行测定分析，发现二者没有明显的差异。且其蛋白质、脂肪、微生物等营养成分也几乎没有区别。

另外，一般上规模的养鸡场给鸡吃的饲料都是经过科学配制的，普通鸡蛋中的钙、镁、铁等微量元素的含量还可能会高于柴鸡蛋。

因此，单从营养角度来说，柴鸡蛋与普通鸡蛋的营养差别不大，大家可以根据自己的爱好选择，没必要刻意吃柴鸡蛋。

61/

鸡蛋中含较多胆固醇，吃了会伤害心脏吗

不会。事实上，人体自身产生的胆固醇远远高于食物中摄入的胆固醇。

有人认为，蛋黄中含大量胆固醇，会伤害心脏，这是真的吗？

专家指出，人体自身产生的胆固醇远远高于食物中摄入的胆固醇。而且，血液中胆固醇的来源复杂，增加饮食中胆固醇的摄入对于血液中胆固醇含量并不构成重要影响。近年来，多项医学研究表明，血胆固醇水平与摄入的脂肪总量以及身体活动水平等因素的关系更大一些，

而与每日摄入的胆固醇总量关系并不大。美国 2015 年至 2020 年的饮食指南中也明确指出："对于胆固醇这一营养物质，人们没有必要担心食入过量的问题。"也就是说，吃含胆固醇高的食品，例如鸡蛋是没有问题的。

另外，蛋黄中还含有多种维生素、钙、磷、铁、胆碱、叶黄素、ω-3 脂肪酸等多种有益健康的成分。从营养角度考虑，身体健康的人每天吃 1~2 个鸡蛋就够了，这样既有利于消化吸收，又能满足机体的需要。

此外，由于鸡蛋中所含的脂肪、蛋白质很容易被人体吸收，因此，不管是处于生长发育期的少年儿童，孕期、哺乳期中的妈妈，还是上了年纪的老人或是营养不足的人，都可从鸡蛋中获取营养，建议每天吃 1 个全蛋。鸡蛋不仅富含优质的蛋白质，而且其所含钠不高，糖很少，嘌呤也很低。所以即使是"三高"患者，每天也能吃 1 个鸡蛋。

友情提示：对于想降低血胆固醇水平的人来说，首先要做的应该是严格控制总脂肪和饱和脂肪的摄入。饱和脂肪摄入太多，才是引起高胆固醇血症的重要原因。另外，运动也是必不可少的，在注重饮食的同时也要加强运动。

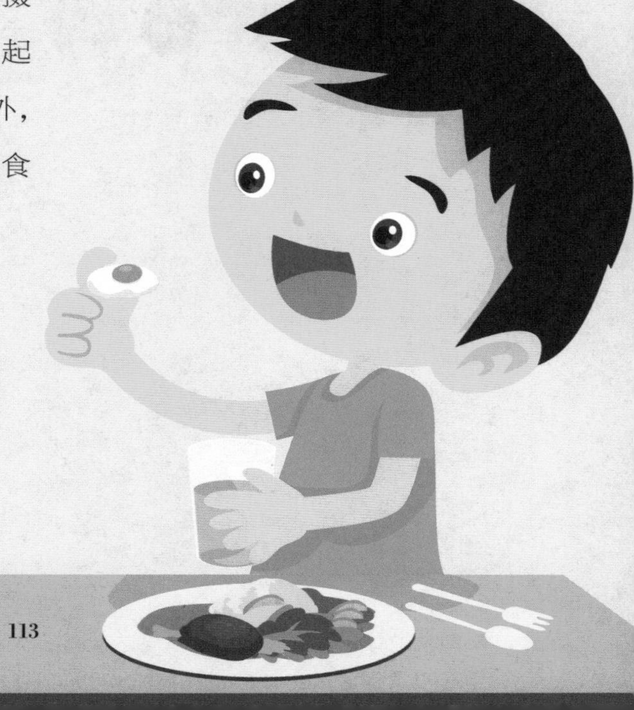

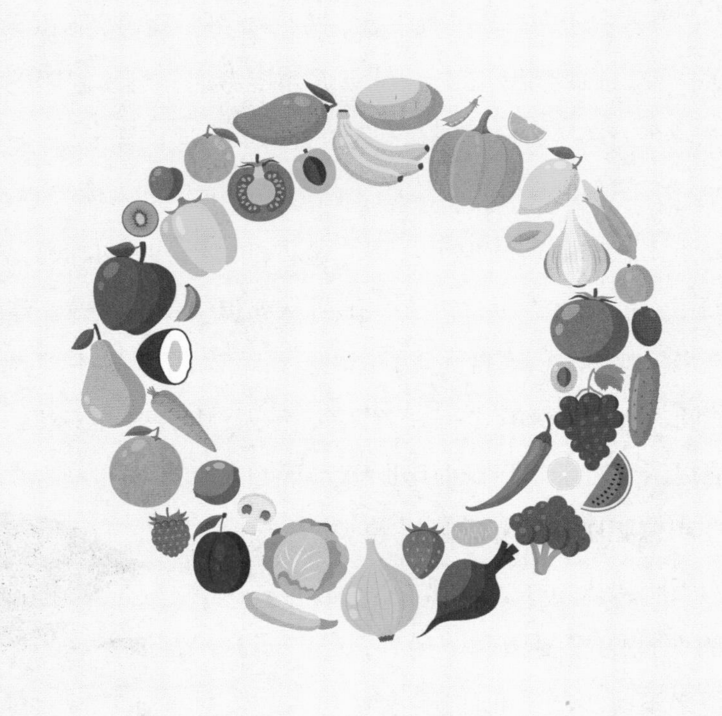

调味品食用误区

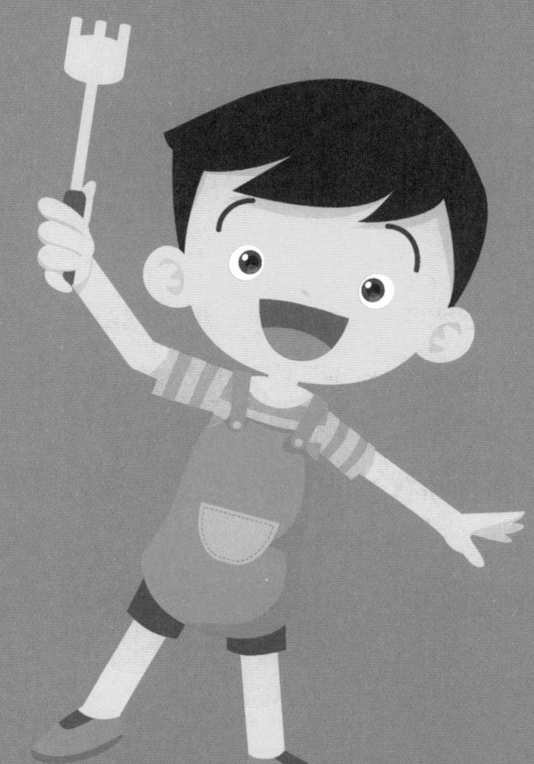

62/

所有的植物油都是好油吗

不是。物油有“好”也有“坏”。

随着人们生活水平的不断提高，越来越多的人开始关注食用油的安全性和质量，盲目地认为吃植物油是最好的。那么，植物油真的都是所谓的“好油”吗？

事实上，植物油有“好”也有“坏”。所谓的“坏”植物油，如椰子油、棕榈油等，虽然源于植物原料，但其所含的脂肪酸比例不同于其他大部分的植物油，其中不饱和脂肪酸的含量较低，而饱和脂肪酸的含量较高，甚至高于一些动物油的饱和脂肪酸含量。因此，对于这样的植物油，不建议经常食用。

常见植物油的脂肪酸含量表

植物油	饱和脂肪酸（%）	不饱和脂肪酸	
		单不饱和脂肪酸（%）	多不饱和脂肪酸（%）
色拉油	14.4	45.1	40.2
玉米油	14.5	27.7	54.6
橄榄油	15.5	71.2	11.1
豆油	15.9	24.7	58.4
花生油	18.5	24.7	58.4
棕榈油	43.4	44.4	12.1

同时，不同的植物油，由于其营养特点不同，适合的温度也不同，所以烹饪时应该根据不同的烹饪方法选择不同的植物油，建议多种植物油换着吃。例如，特初榨橄榄油、芝麻油、茶油等适合做凉拌菜或沙拉，棕榈油、椰子油等适合高温爆炒和煎炸，普通炒菜可以选用一般的花生油、葵花籽油、大豆油、玉米油等。

此外，值得注意的是，烹调时，不要反复使用高温加热过的油。因为反复使用的高温油中的很多成分会在高温条件下改变，容易产生致癌物质。

63/

警惕食物中“看不到的盐”

《中国居民膳食指南（2016）》指出，每人每天盐的摄入量不应超过6 g。需要注意的是，这里所说的6 g盐是指我们1天进食的所有食物中的盐含量，不仅包括炒菜做饭时添加的“食盐”的量，还包括许多食物中“看不到的盐”。

我们日常生活中常用的调味品，如酱油、蚝油、味精、鸡精、食醋、沙拉酱、豆瓣酱等，都含有盐的成分；咸菜、火腿、腌肉、香肠等食品，在腌制过程中都需要大量的盐；饼干、牛肉干、薯片等零食中，会添加含钠的食品添加剂，这些对身体而言都是“盐”。

由于高盐的食物可能会损伤肾脏等器官的正常功能升高血压，影响身体健康，所以控制盐的摄入十分重要，平时应做到清淡饮食，少买高盐的加工食品，烹调时尽量在食物出锅前再加食盐调味，饭后不要用炒菜的菜汁冲汤食用，购买加工食品时要多留意食品营养标签上钠的含量。

另外，酸味是咸味的增强剂，而甜味是咸味的减弱剂。因此烹调时应尽量少放糖，可以尝试加点柠檬汁，这样可以让咸味明显，而事实上并没有增加盐量。

64/

别被“无糖食品”忽悠了

对于无糖食品，很多人会有很多疑惑，如为什么无糖食品还是有甜味呢？

其实，这里所说的无糖食品，并不是真正的没有甜味的食品，而是指不含蔗糖（甘蔗糖和甜菜糖）、葡萄糖、麦芽糖、果糖等精制糖，而含有木糖醇、山梨醇、麦芽糖醇、甘露醇以及阿斯巴甜、甜菊糖等食糖替代品生产加工的甜食品。其中，糊精作为蔗糖的替代品，虽然其口味不甜，但作为淀粉的水解产物，它也能在人体中水解为葡萄糖，其升高血糖的速度甚至高于蔗糖。另外，阿斯巴甜虽然看起来有百利而无一害，既不升高血糖也不会增加热量，但是它容易使人产生不耐受或过敏症状。

因此，选购无糖食品时，首应看清包装上的配料表。有的无糖食品虽标明不含蔗糖，但配料表中却标有糊精、麦芽糖、玉米糖浆等，这些物质都属于水解淀粉物，对于控制血糖都没有帮助，吃多了反而会成为“健康杀手”。

65/

腌制食品是有害食品吗

腌制食品虽独具风味，但食用时应注意适量，特别不宜长期连续食用。

腌制是在早期食物并不丰富的情况下为了保存食物而使用的一种方法，渐渐地，人们发现在腌制过程中食物发生了一些变化，使得食物有了不一样的风味，有些食物经腌制之后更具特色。于是，在食物已经足够丰富、不需要长期储存的今天，腌制食物并没有退出历史的舞台，仍然是很多人餐桌上常见的菜肴。我们生活中常见的腌制食品主要有火腿、腊肉、腊肠、咸鱼、酸菜、泡菜等，种类多种多样。

腌制过程主要是用食盐、糖等材料处理食品原料，并添加（亚）硝酸钠（或钾）、蔗糖和香料等的腌制材料处理食品，使它们渗入食品组织中，从而提高食品原料的渗透压，降低水分活度，借以有选择地控制微生物的活动和发酵，抑制腐败菌的生长，从而防止食品腐败变质，改善食品的食用品质。

在腌制食品的过程中需要大量放盐，因此容易导致此类食物中钠盐含量超标，从而造成常食腌制食品者的肾脏负担加重，发生高血压的风险增高。此外，腌制香肠、火腿等肉类食品时，为了发色、增香、防腐等加工工艺的需要，会人为地加入亚硝酸盐作为食品添加剂，也增加了产生亚硝胺的可能性。亚硝酸盐是一种强氧化剂，大多数的亚硝酸盐在人体内以“过客”的形式随尿排出，只有在特定条件下，亚硝酸盐与胺类物质反应，才会转化为致癌物亚硝胺。如果长期食用亚硝酸盐超标的腌制食品，最易引起胃癌、食道癌和肝癌的发生，也会引发鼻咽癌和膀胱癌等。不过，如果在国家允许的剂量范围内，则一般不会影响食用者的身体健康。

一般来说，腌菜中亚硝酸盐含量最多的时候出现在开始腌制以后的两三天到十几天之间，而越往后就越少，因此最好不要吃腌制时间短的腌菜。同时蔬菜的腌制过程中，会破坏掉大量的维生素 C，长期、过量地只吃腌菜，就可能导致人体维生素 C 摄入不足。至于“腌制食品是有害食品”的说法，不能一概而论，有害与否与食物本身及食用量有关，但多食腌制食品无疑是对人体有害的。

因此，腌制食品虽独具风味，但食用时应注意适量，特别不宜长期连续食用，吃新鲜的瓜果蔬菜和肉类对我们的健康更有利。

66/

吃醋真的能控制血糖吗

正常的血糖水平是维持身体健康的必要基础，血糖过低或过高都会引起身体不适，甚至危及身体健康。

血糖过低时，会出现出汗、无力、头晕，甚至低血糖昏迷；而持续性血糖升高将引起身体多脏器的病变，严重危害健康。对于正常健康人而言，低血糖主要是由于饥饿所致；而血糖升高则主要是由于从食物中摄入糖分过多或者机体分解利用葡萄糖异常而引起的。

醋，是一种发酵的酸味液态调味品，多由糯米、高粱、大米、玉米、小麦以及糖类和酒类发酵制成，其主要成分是醋酸，同时含有部分矿物质及维生素。对于低血糖，只要正常进餐，便可维持血糖在正常水平；而对于血糖过高，最重要的是要降低食物中糖的摄入和（或）促进葡萄糖的利用，而醋酸并不具有这种作用，醋中含有的少量其他营养素也不具有达到控制血糖的效果。由此可见，吃醋并不能控制血糖。

对于控制血糖，有很多其他更为直接有效的方式可供我们选择，如少摄入血糖负荷高的食物（如精制米、面制品等），尽量少食用或不食用糖类加工食品，从而减少血糖的来源，同时多增加体力活动以促进血糖的利用，另外对于疾病所致的血糖异常升高，则需通过服用药物控制血糖。

67/

鸡精比味精更有营养吗

目前，市场上可以看到各种各样的鸡精和味精，很多人认为，鸡精中有鸡味，是由老母鸡熬制后精炼而成的，而味精是由化学物质合成的，因此鸡精比味精更有营养，味道也更鲜美。这种看法正确吗？

其实不然，鸡精并不比味精更有营养。首先来了解一下到底味精和鸡精是什么。味精是由细菌发酵而来的，其发酵原料主要是淀粉或甜菜、甘蔗，发酵原理类似于酿酒，其主要成分为谷氨酸钠。而鸡精其实是加了“鸡味香精”的味精，其主要成分也是谷氨酸钠。由此可见，鸡精并不比味精更营养。

当然，一些品质好的鸡精中，除了添加鸡味香精外，还会添加一些鸡肉粉类的提取物，以提味增鲜。但是，这样并不会改变鸡精的主要成分，其主要成分仍然是谷氨酸钠。因此，鸡精与味精差别不大，二者营养相当。

值得注意的是，不论是味精，还是鸡精，其本身的营养价值不高，因此建议还是少吃为好。另外，烹调时，不是所有的烹饪方法都适合添加味精的。例如，味精不宜高温加热和凉拌，做鸡汤或炒鸡肉时不必加味精，味精和醋不适合同时放等。

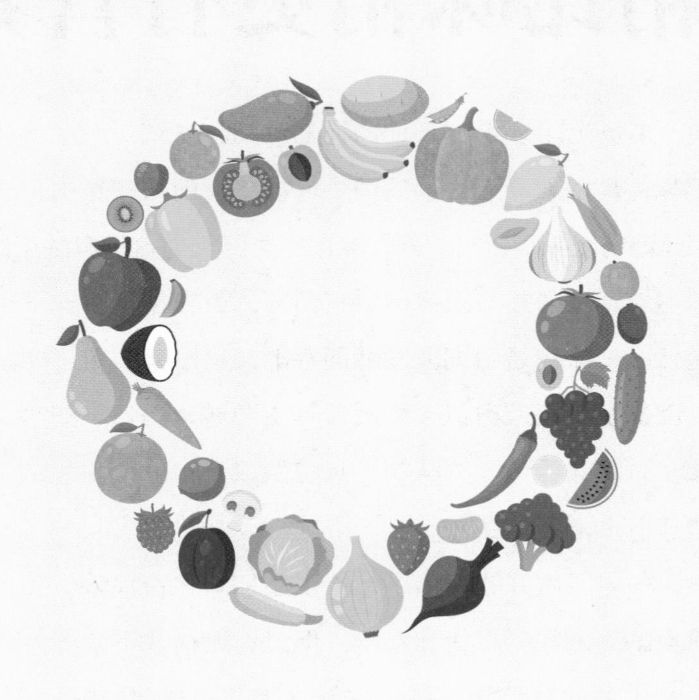

饮品饮用误区

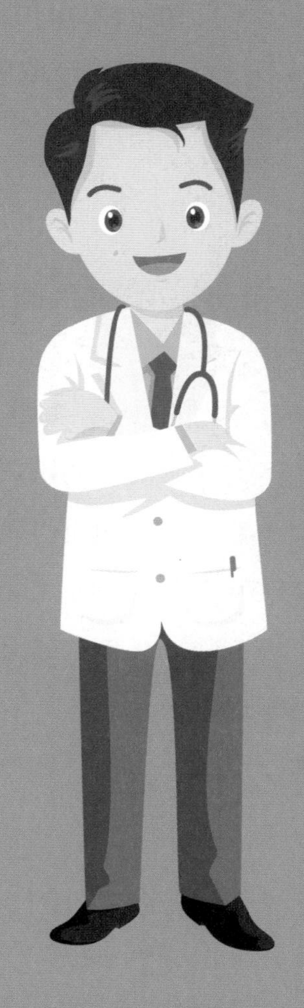

68/

“千滚水”能喝吗

可以。只要水质符合卫生标准，我们不用担心千滚水亚硝酸盐中毒甚至致癌的问题。

千滚水指的是反复烧开的水。关于千滚水的危害，一直被扣上“亚硝酸盐超标”“中毒”，甚至“致癌”等罪名。

亚硝酸盐是一类无机化合物的总称，主要指亚硝酸钠和亚硝酸钾，其外观与食用盐类似，呈白色至淡黄色的粉末或颗粒，易潮解且易溶于水，在工业和建筑业中应用广泛，也可作为食品添加剂，主要用于肉类制品，起到增加色泽及保鲜防腐的作用。在食品添加剂使用标准中严格限定了其使用量，即硝酸钠（钾）最大使用量为 0.5 g/kg，亚硝酸钠（钾）残留量不得超过 30 mg/kg。

亚硝酸盐不是致癌物，但是在某些条件下与食物中的胺类反应生成 N– 亚硝基化合物，后者是一种公认的强致癌物，可致食道癌、胃癌等消化系统癌症。亚硝酸盐为强氧化剂，一次性摄入 0.3~0.5 g 就会致使组织缺氧，导致急性中毒，1.0~3.0 g 能导致死亡。世界卫生组织规定硝酸盐和亚硝酸盐每日允许摄入量分别为 5 mg/kg（体重）和 0.2 mg/kg（体重）。的确，自来水中含有硝酸盐，在加热煮沸的过程中，由于高温缺氧，会导致部分硝酸盐转化为亚硝酸盐。

那么，千滚水究竟能不能喝呢？现有实验室检测表明，多次烧开后自来水中的亚硝酸含量确实有轻微升高，但仍远低于国家《生活饮用水卫生标准》（GB 5749–2006）的标准（≤ 1 mg/L），若以一个 60 kg 体重的人来估算，则每天要喝 12 L 水才会超过 12 mg 的每日允许摄入量。因此，只要水质符合卫生标准，我们不用担心千滚水亚硝酸盐中毒甚至致癌的问题。但是，如果水质本身被含氮的化肥、工业污水等污染，或某些地区的“苦井水”本身硝酸盐含量高，可能会存在亚硝酸盐超标的问题。在这些情况下，应该先净化水质，达到生活饮用水卫生标准后再饮用。

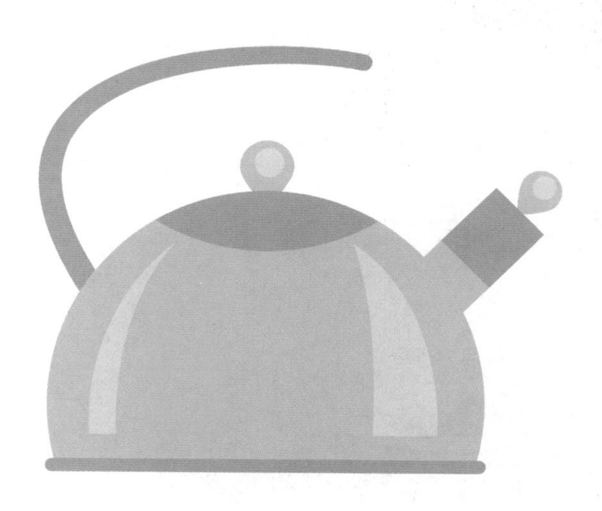

69/

“隔夜水”能喝吗

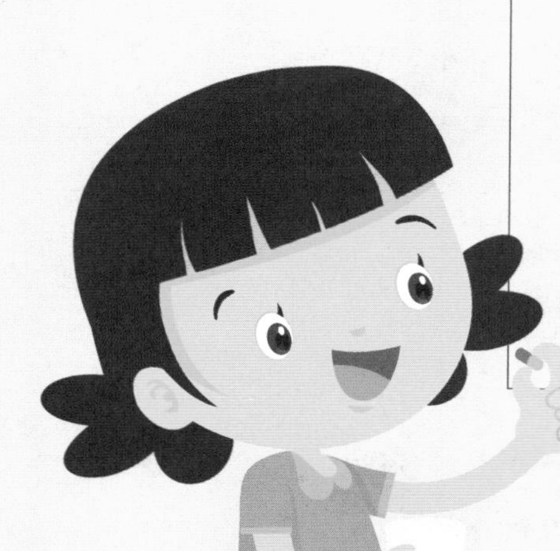

只要是原来的水质干净，符合卫生标准，烧开后，无论是隔夜水还是白天放了很久的水，若能充分保存好，不被灰尘、细菌等污染，水质没有变坏，都是可以放心喝的。

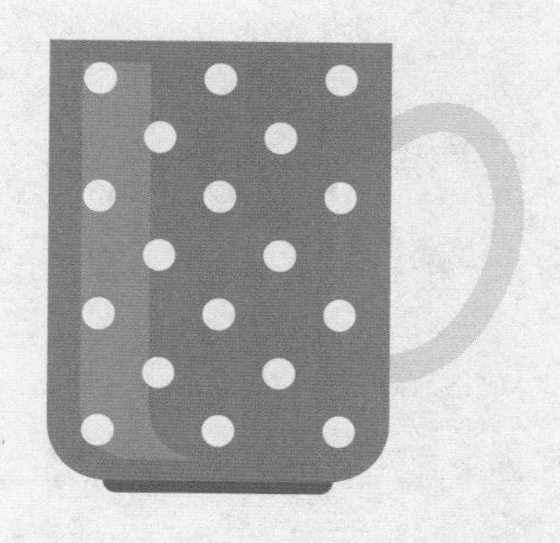

相信很多人家里都有晾上一些白开水第二天早上喝的习惯，但一直有传言认为“隔夜水不能喝”，追其原因是有人说隔夜水会引起腹泻，甚至致癌，但确实如此吗？

事实上，隔夜水能不能喝取决于放置的时间和环境，与隔夜关系并不大，至于致癌一说更是子虚乌有。隔夜水主要受温度、湿度等客观环境的影响，主要可能变化的是微生物指标，例如夏季空气湿度较高，细菌繁殖较快，如果被污染，喝隔夜水容易引起人体肠道炎症，所以夏季的隔夜水要特别注意，冬季的隔夜水最好装在有盖的容器中（如暖水瓶）。另外，烧开的水不宜放置太久，同时要避免微生物感染。

总的来说，水能不能喝，跟隔夜的关系并不大，只要是原来的水质干净，符合卫生标准，烧开后，无论是隔夜水还是白天放了很久的水，若能充分保存好，不被灰尘、细菌等污染，水质没有变坏，都是可以放心喝的！

70/

常喝“硬水”会得结石吗

不会。根据现有的资料，硬水对人体健康在一定范围内不会有什么影响，只不过会影响口感。

水的硬度是指水中钙、镁离子的浓度，通常是将水中溶解的钙和镁换算为碳酸钙含量来表示水的硬度，通常不含或含少量的钙、镁离子的水被称为软水，含较多的钙、镁离子的水被称为硬水，目前硬水和软水尚无明显的区分界限，其中硬水可根据加热时是否容易沉淀分为暂时性硬水和永久性硬水。

我国《生活饮用水卫生标准》（GB 5749–2006）规定的硬度标

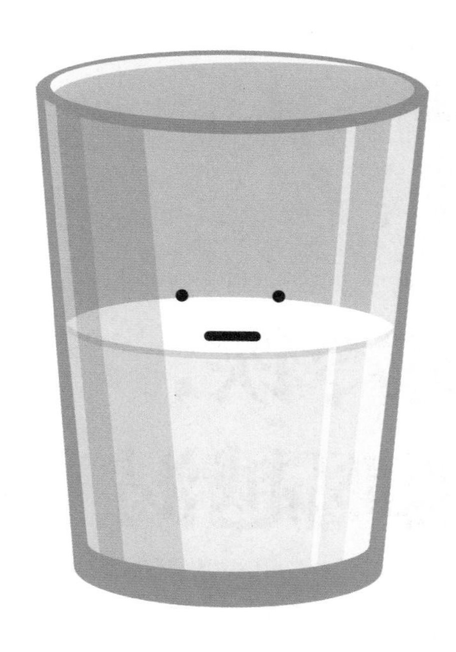

准为 450 mg/L(以碳酸钙计算)，世界卫生组织对这个指标的规定为 500 mg/L。很多人就会好奇地问："既然硬水中含有这么多的钙离子，常喝硬水会不会得结石呢？"

其实钙和镁都是人体所必需的矿物质，如果按饮用水标准上限，即 450 mg/L 的碳酸钙计算，假设每天喝 2 L 水，且喝的都是永久性硬水，全按钙计算，那么每天摄入的钙才只有 360 mg ($450 \times 2 \times 40/100=360$ mg)，还不及钙每天推荐量 800 mg 的一半。钙的可耐受最高摄入量为 2000 mg/d，超过这个量才会有过量钙增加结石的风险。更何况我们平时喝的水的硬度并没有这么高，烧开时大部分的离子都会形成沉淀。

另一方面，结石受机体代谢功能、结构异常，遗传，日常的饮食结构和生活方式等多种因素相互影响。根据现有的资料，硬水对人体健康在一定范围内不会有什么影响，只不过会影响口感，如最明显的特征是烧开时容易形成水垢，所以不必担心常喝硬水会得结石。

71/

夏天喝冷饮，当心越喝越渴

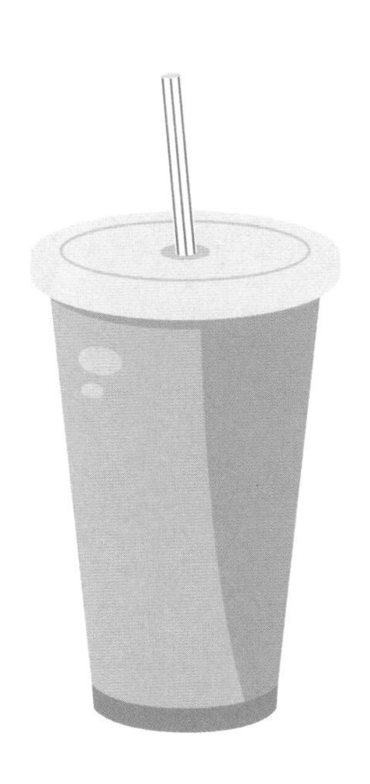

在炎炎夏日，很多人都喜欢喝冰镇饮品，既解渴，又清凉爽快，但这种短暂的爽快感可能会引起各种身体不适，一定要小心。

由于大多数冷饮中都含有糖分，这些糖分会刺激消化液的分泌增加，且冷饮中所含有的矿物质和糖被机体吸收后可升高体液的渗透压，刺激口渴中枢，从而让我们越喝越渴。同时，长期喝冷饮会使体内血糖升高，影响食欲。

此外，当喝下冷饮时，冷饮会经过咽喉，导致咽喉部位的血管收缩，让血流慢慢地减少，使其免疫力下降，这样就会让其他的细菌有了可乘之机，进而引发疾病。

如果经常大量喝冷饮，冰凉的饮料进入胃内，会引起胃黏膜血管收缩，使胃液和胃酸分泌减少，进而影响消化吸收功能，严重的还会引发腹泻、腹痛等情况。

因此，当又热又渴的时候，胃肠功能较差的人最好选择温热的饮品，从而促使汗腺舒张排汗、散热，不要选择冰镇饮品。

72/

蜂蜜、蜂王浆真的“有激素”吗

蜂蜜、蜂王浆营养丰富，对身体十分有益，深受人们的喜爱。然而，有的人却认为蜂蜜、蜂王浆等产品中含有激素，孩子吃了会影响发育，引起性早熟，这是真的吗？

事实上，蜂蜜、蜂王浆等蜂产品中的性激素含量极少，比我们日常吃的很多食物中的激素含量还要低，不会引起性早熟。

蜂蜜中 80% 以上是糖分，再除去百分之十几的水，其他成分则占不到 1%。而这不到 1% 的成分还包括一些维生素和矿物质、蛋白质、有机酸、花粉等。另外，蜂王浆是蜜蜂供给蜂王和 3 日龄内幼虫食用的物质，长时间吃蜂王浆的蜂王成熟期短、寿命长，还有很强的生殖能力，这种“催熟”的成分不是性激素，而是一种名叫“Royalactin”的活性蛋白质。新鲜蜂王浆中的这种蛋白质能促进生长激素的分泌，而口服蜂王浆时，这种蛋白质会被消化，无法保持活性，因此不必担心它会对人体产生影响。

73/

功能性饮料能随便喝吗

不能。功能性饮料有特定人群，选择时要谨慎。

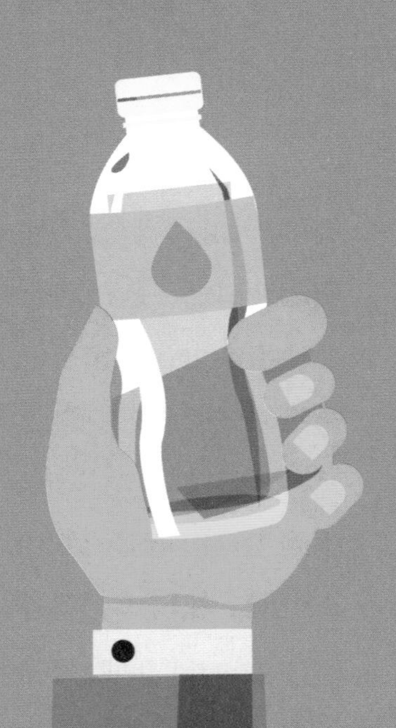

功能饮料是指通过调整饮料中天然营养素的成分和含量比例，以适应某些特殊人群营养需要的饮品，具有调节机体功能的作用。因此，功能性饮料有特定人群，选择时要谨慎。

例如，一些功能性饮料中含有咖啡因等刺激中枢神经的成分，儿童和孕妇应该慎用。还有一些多种维生素功能性饮料，适当饮用可以起到补充人体所需维生素的作用，但如果饮用过多，则会造成相应的维生素中毒，影响身体健康。另外，一些运动饮料中含有钠，容易增加机体负担，从而使心脏负荷加大，使血压升高，因此血压高的人群应当避免饮用。

此外，有些人或在某些情况下是不适宜饮用功能性饮料的。比如强调抗疲劳、提神醒脑的功能性产品，就不宜在睡觉前过多饮用。

因此，对于老年人、儿童、孕妇和各种慢性疾病患者，建议在选择功能性饮料时应该多留意饮料食品标签上的营养成分表，根据自己的需求选择。对于身体健康、不需要补充能量的人，喝功能性饮料只能用来解渴，意义不大。

74/

有“零能量”的甜饮料吗

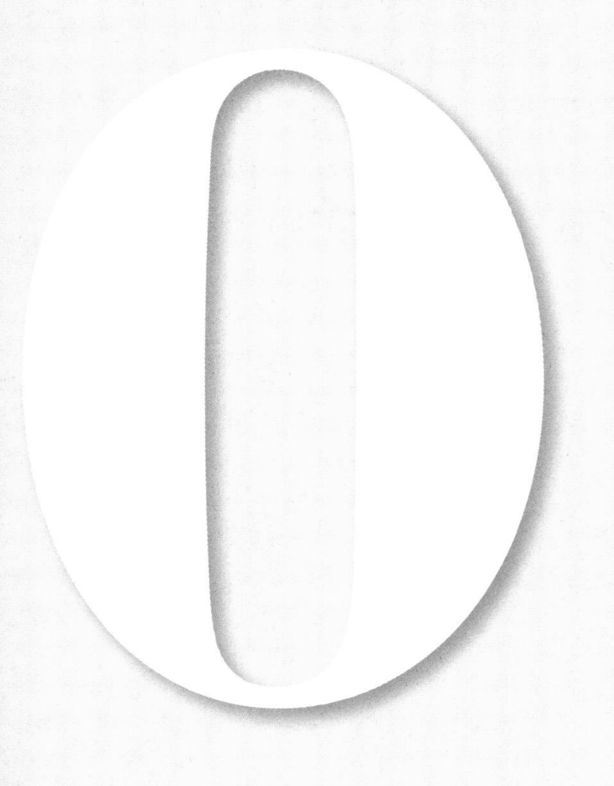

“零能量”饮料是指不含能量或含有少量能量的饮料产品。实际上，“零能量”甜饮料并不代表更健康。

为了吸引消费者的眼球，市场上有些饮料号称“零能量”。可是这些饮料真的是“零能量”吗？为什么有些“零能量”饮料是甜的，有些不是甜的呢？

按照我国《食品营养标签法规》（GB 28050-2011）的规定，只要能量低至每 100 毫升饮料 4 千卡（17 千焦耳）以下，就可以称为“零能量”。也就是说，“零能量”饮料是指不含能量或含有少量能量的饮料产品。

市售饮料中除了矿泉水之外，符合“零能量”要求的饮料其实很多。例如，所有的茶，包括红茶、绿茶、普洱茶、乌龙茶、菊花茶、大麦茶等，都是“零能量”。这些饮料不含糖、淀粉、脂肪，且蛋白质的含量也微乎其微。简而言之，市场上所出售的茶饮料，只要味道不甜，没有加糖，就是“零能量”。即使是甜的，但甜味完全是来自于非糖甜味剂，如阿斯巴甜、安赛蜜、甜蜜素、蔗糖素等，也是“零能量”。因为这些非糖甜味剂几乎不能被人体消化吸收，不会提供热量。

很多人无法割舍对甜饮料的喜爱，却又忌惮过量摄取糖分所带来的危害，便以喝“零能量”甜饮料为对策。实际上，“零能量”甜饮料并不代表更健康。

从目前零能量甜饮料的相关研究结果来看，这类饮料并不利于控制体重和调节食欲。与其因放弃甜饮料而沮丧，不如坚守健康的饮食原则，即食物多样，多吃各种新鲜的蔬菜水果、杂粮薯类，少油少盐，吃动平衡，从而达到保持健康的目的。久而久之，对甜饮料的渴望自然会逐渐下降，且身体的活力状态也会得到显著的提高。

75/

奶茶里的“珍珠”跟塑料有关吗

奶茶中的“珍珠”（即粉圆）并不含有塑料，只要是根据国家规定标准使用的，就不会对身体造成伤害。

奶茶既有奶的香醇，又有茶的清爽，因而受到很多人的青睐。现在，市场上有各种各样的奶茶，其中有一种十分受年轻人欢迎的奶茶，称为珍珠奶茶，是将粉圆加入奶茶中而制成的。但有传言说珍珠奶茶里的“珍珠”含有塑料，对身体有害，这是真的吗？

事实上，这种“珍珠”（即粉圆）中并不含有塑料，但一些奶茶产品中，特别是廉价非正规的奶茶中，如果超标使用塑化剂，则可能会存在健康的风险。

在传统工艺不能满足大批量生产时，一些企业为了追求便捷，用奶精和茶来调制奶茶，由于奶和茶不易融合，所以添加了一种食品添加剂——起云剂。起初这种起云剂是用棕榈油等天然油类制备而成的，但天然植物油多为不饱和脂肪酸，稳定性较差，保质期较短，后来有人发现用塑化剂替代棕榈油可以制备出效果更好、保质期更长且便宜的起云剂，因此在某些奶茶中的确含有塑化剂。但正规生产的奶茶添加的起云剂是一种合法的食品添加剂，所以只要是根据国家规定标准使用的，就不会对身体造成伤害。

76/

奶牛产奶靠打激素吗

不是。奶牛产奶是其正常的生理周期，不需要打激素维持产奶。

奶牛是通过打高剂量的激素，才保持不停产奶吗？

其实，奶牛是人们经过长期培育选育出来的专门用于产奶的食草动物。其基本规律是奶牛分娩后开始产奶，60 天左右配种再次怀孕，300 天左右停止产奶，进入再次分娩产奶前的休整期，之后进入下一个产奶周期，这是奶牛正常的生理周期，不需要打激素维持产奶。

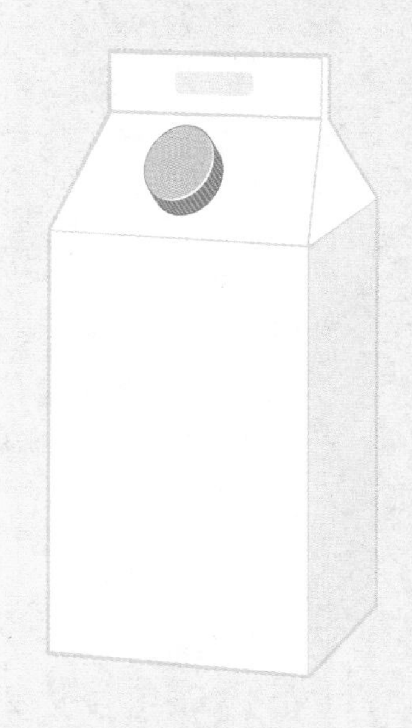

另外，还有关于喝牛奶会致癌的谣言。实际上，牛奶是世界公认的能被人们消化、吸收和利用的最为理想的食物，它不仅能满足人体对蛋白质、钙等常规营养物质的需求。

全球人均奶类年消费量为 110 多千克，欧美国家高达 300 多千克。因此，无论从理论上，还是实践中，都足以证明牛奶致癌是不成立的。

牛奶是一种优质的食品，是提供优质蛋白和钙最便捷的途径之一。牛奶中的蛋白质在氨基酸组成上与人体需求非常接近，消化吸收率高。不过，亚洲人群中有很多人对牛奶中的乳糖“不耐受”。这部分人可以通过饮用酸奶或者添加了乳糖酶的舒化奶或去乳糖奶制品来代替纯牛奶。中国营养学会近 20 年的调查显示，我国大城市人均日饮奶量只有 44 mL，全国平均水平只有 20 mL 左右，而推荐每日饮奶量 300 mL 也仅仅是世界平均水平。所以，中国人还是要适度增加奶类的摄入量。

77/

纯牛乳、调制乳、乳饮料都是牛奶吗

纯牛乳、调制乳、乳饮料中都含有牛奶，但三者各有不同。

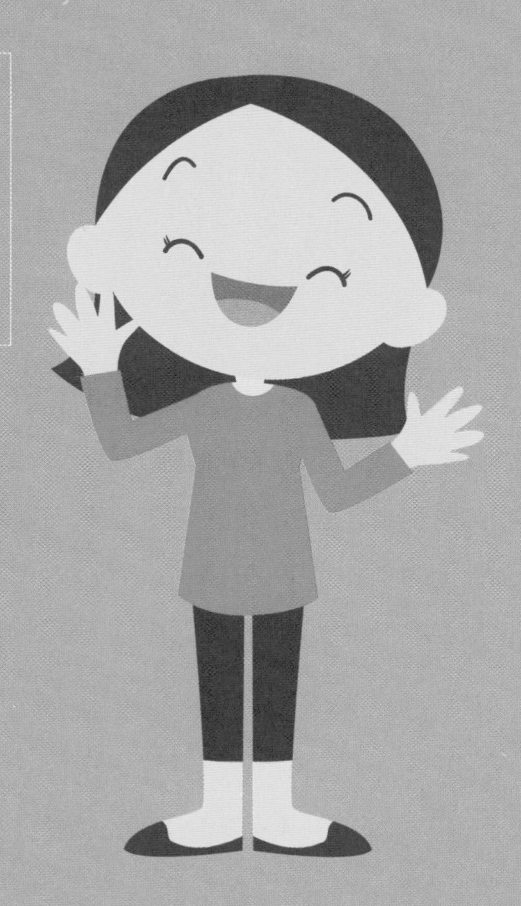

在超市的货架上，我们可以看到写有“纯牛奶”“调制乳”“乳饮料”等字样的各种饮品，很多人都认为这 3 种饮品差不多，都是由牛奶组成的，只是名称不同而已。但事实上，这 3 种饮品是有区别的。

食品名称	配料	说明
纯牛奶	生牛乳	纯牛乳就是我们平时喝的纯牛奶，配料除了生牛乳，再无其他
调制乳（如巧克力牛奶）	生牛乳> 水> 白砂糖> 果葡糖浆> 可可粉> 食品添加剂	调制乳是以牛奶为原料，加糖及其他调味剂调制而成的，主要成分是牛奶
乳饮料（如酸酸乳）	水> 生牛乳> 白砂糖> 果葡糖浆> 低聚异麦芽糖> 乳清蛋白粉> 食品添加剂	乳饮料是以水为主体，加入一定量的牛奶、糖及其他调味剂调制而成的，主要成分是水

由此可见，纯牛乳、调制乳、乳饮料各有不同，我们在选购时应注意查看其食品标签，关注其配料的组成，从而帮助选择适合自己的饮品。

78/

高钙奶更补钙吗

不是。牛奶本身就是一种高钙食物，喝 1 杯 250 mL 的牛奶大约可以获得 250 mg 以上的钙，相当于人体每天所需钙量的 1/3。

目前市场上牛奶及奶制品的品种很多，如纯牛奶、高钙奶、酸奶等。有人认为高钙奶的钙含量比普通牛奶高，一定更补钙。那么事实是这样吗？

一般来说，天然纯牛奶中的钙含量在 90~110 mg/100 mL 之间。高钙奶的原料也是普通牛奶，只是在生产的时候，额外添加了一些钙，按照我国国家标准《预包装食品营养标签通则》（GB 28050–2011）的要求，钙含量达到或高于 120 mg/100 mL 奶可标识为高钙奶。

其实，牛奶本身就是一种高钙食物，喝 1 杯 250 mL 的牛奶大约可以获得 250 mg 以上的钙，相当于人体每天所需钙量的 1/3。而且牛奶中的钙吸收率较高，牛奶中钙的 1/3 以游离态存在，直接就可以被吸收，另外 2/3 的钙结合在酪蛋白上，这部分钙会随着酪蛋白的消化而被释放出来，也较易被吸收。

人为给牛奶“补”的钙量并不大，而且受成本的影响，现在大部分高钙奶中添加的都是碳酸钙，这种钙在人体内的吸收效果并不理想。因此，高钙奶的“高钙”在很大程度上只是一些商家寻找的卖点，产品本身的钙含量差别并不大。

成人饮食中每天喝 300 mL 普通牛奶，再加上吃一些绿叶蔬菜或豆制品等钙含量较多的食物，就可以满足每天的钙需求，没有必要刻意去买高钙奶。

补钙不仅要摄入足量的钙，还要关注身体是否吸收了摄入的钙，阳光和运动是科学又健康的促进钙吸收的好方法。晒太阳可以增加体内维生素 D 的生成，促进钙在肠道内的吸收。运动则可以增加钙在骨骼的沉积，有利于骨骼强健。

79/

复原乳的营养价值真的不如鲜奶吗

不是。加热对复原乳营养成分的破坏并不大，只要规范生产和标注，复原乳是可以给人体提供优质蛋白质和钙的营养食品。

市场上的牛奶多种多样，如鲜牛奶、复原乳、低脂奶、高钙奶、早餐奶、酸奶等。有新闻报道称，市售的液态奶中很多是奶粉冲兑的“复原乳”；还有报道称，由于经过超高温处理，“复原乳营养流失严重”。那么复原乳到底是什么？其营养价值是否不如鲜奶呢？

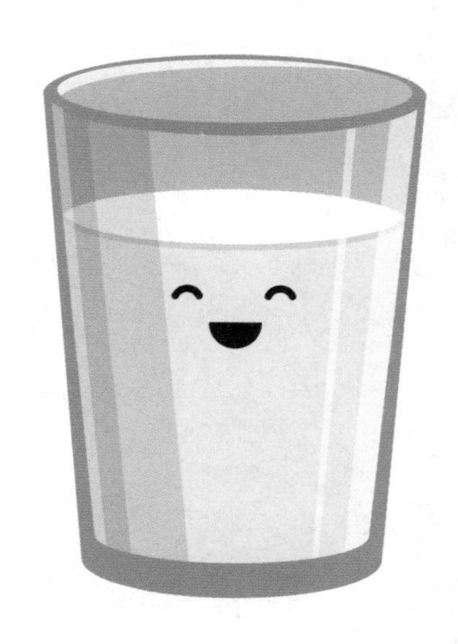

复原乳，又称还原奶、再制奶，它是由奶粉加水冲兑还原得到的。由于在鲜奶制成奶粉的过程中，干燥前需经过一次高温灭菌，冲兑复原之后还要再经过超高温处理,所以复原乳经过了两次高温处理。不过，实际上加热对复原乳营养成分的破坏并没有传说中那么大。

超高温灭菌是牛奶经过超高温瞬时灭菌(135℃～150℃，4～15秒)的瞬间灭菌处理。经过高温处理，牛奶中的一些不耐热营养成分如维生素等会遭到破坏，但牛奶的营养价值主要体现为其中的钙和蛋白质。钙是一种无机盐，不受加热的影响。而蛋白质加热后变性也不会影响其营养价值，因为任何一种熟食，其中的蛋白质都经过了充分地加热变性，比如鸡蛋、肉和豆制品，蛋白质变性后更易于消化吸收。

不过，目前市场上可能有些复原乳产品没有标注，还有些是冒充鲜奶销售，这种行为是违法的，应该根据相应法律法规进行严肃查处。但复原乳并不是“劣质产品”，也不是“没有营养”的“差等生”，更不是假牛奶。只要规范生产，规范标注，复原乳是可以给人体提供优质蛋白质和钙的营养食品，大家可以放心选用。

80/ 饮用牛奶常见的误区

只喝牛奶不能补充所有营养。
牛奶不是喝得越多越好，要适量饮用。
牛奶宜在睡前稍加热饮用，不宜空腹饮用。

如今牛奶已经成为很多人餐桌上的必备品，但人们对于如何喝牛奶仍存在误区，这样不仅易造成牛奶营养吸收下降，甚至还可能危害健康。下面介绍几个饮用牛奶常见的误区。

只喝牛奶就能补充所有营养吗

根据中国食物成分表，每 100 g 全脂未强化牛奶中平均含有 104 mg 钙、3 g 优质蛋白，同时也是 B 族维生素和多种矿物质元素的良好来源。虽然牛奶营养丰富，但仅仅靠牛奶来补充营养是不科学的。一个正常成年人若仅靠饮用牛奶来补充每日所需的蛋白质和钙，则需要的牛奶量各约为 7 袋和 3 袋，这远远高于一般人每日的饮奶量。而且我们每天所需要的能量和其他营养素如碳水化合物、维生素 C、膳食纤维、铁等在奶和奶制品中含量都较低。因此，光靠牛奶补充营养远远不够，还需要均衡膳食，摄入多种食物。

牛奶喝得越多越好吗

有人认为牛奶是健康食品，于是就大量饮用甚至当成水喝，这是万万不可的。根据中国居民膳食指南（2016），成年人每日摄入奶及奶制品的推荐量为 300 g。过量摄入牛奶不仅会降低其营养成分的吸收，甚至可能引起腹泻。此外，摄入过多的牛奶会影响其他食物的摄入，导致营养不平衡。因此，饮用牛奶要适量。

牛奶应该怎么喝

牛奶稍加热后饮用可使肠胃活跃，利于吸收，但不宜过热，否则钙质容易出现磷酸沉淀现象而影响吸收。喝牛奶时不宜空腹，可搭配面包等含淀粉的固体食物同时摄入，以增加其在胃肠道内的停留时间，进而促进吸收利用。此外，熟睡时是身体向骨骼输送养分的黄金时期，因此睡前喝牛奶有助于睡眠，也是身体补钙的最佳时机。

81/ 饮用酸奶常见的误区

酸奶不是喝得越多越好，要适量饮用。
酸奶宜持续每天饮用，不宜空腹、加热饮用。
乳酸菌饮料的营养价值远低于酸奶。

酸奶是指以生牛（羊）乳或奶粉为原材料，经杀菌、接种嗜热链球菌和保加利亚乳杆菌发酵制成的产品。目前它已成为人们经常选择的一种乳制品，但在其饮用中仍存在以下几个常见误区。

酸奶饮用越多越好吗

酸奶的营养价值可以与牛奶媲美，其经过发酵后，将乳糖转变为乳酸，风味独特，使营养成分更易消化吸收。纯酸牛奶中添加的益生菌较多，对维持人体健康也大有益处。但酸奶饮用要适量，根据中国居民平衡膳食宝塔（2016），成年人每日奶及奶制品的摄入量为 300 g。

酸奶的最佳饮用方式是什么

1. 持续每天饮用。酸奶中所含的益生菌在肠道中易于排出体外，持续适量的摄入有助于增加有益菌的数量，改善肠道有益菌的生存环境。

2. 不宜空腹饮用。酸奶最好在饭后 2 小时左右饮用，因为此时胃酸被稀释，可减少乳酸菌被胃酸杀死的概率。

3. 酸奶不要加热。酸奶中的活性乳酸菌经加热或开水稀释便会大量死亡，不仅失去其特有风味，营养价值也损失殆尽。

乳酸菌饮料就是酸奶吗

市场上的乳酸菌饮料虽然也添加有益生菌，具有调节肠道菌群的作用，但营养价值远低于酸奶。二者的食品配料不同，酸奶的主要原材料是牛乳，而乳酸菌饮料的原材料为水；蛋白质含量也不同，每 100 g 酸奶和乳酸菌饮料中平均蛋白质含量分别为 2.5 g 和 0.8 g；并且，酸奶中钙的含量也高于乳酸菌饮料。

82/

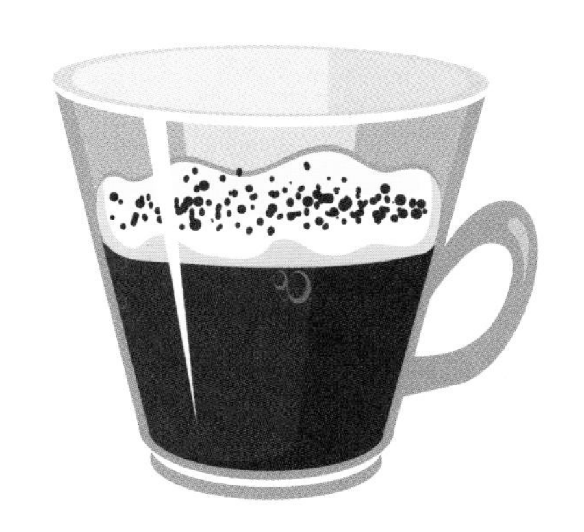

咖啡除了可以提神，还有其他好处吗

事实上，咖啡中含有咖啡因、脂肪、蛋白质、矿物质等营养成分，除了具有提神的作用，还有很多益处。

随着现在人们的生活方式的不断改变，越来越多的人习惯在早晨或是昏昏欲睡的午后来杯咖啡提神。很多人认为咖啡除了可以提神外，对身体没什么益处，这种说法对吗？

事实上，咖啡中含有咖啡因、脂肪、蛋白质、矿物质等营养成分，除了具有提神的作用，还有很多益处。

咖啡中的咖啡因有特别强烈的苦味，可以刺激中枢神经系统、心脏和呼吸系统，有利于预防心脑血管疾病。它还可刺激交感神经，促进胃肠分泌胃酸，进具有开胃助食的作用。并且，咖啡因还是一种较为柔和的兴奋剂，适量喝咖啡可以提高人体的灵敏度、注意力，加速人体新陈代谢，改善人体的精神状态和体能，从而消除疲劳。另外，咖啡因可促进肾脏功能，排出体内多余的钠离子，提高排尿量，改善腹胀水肿，有助减重瘦身。

不过，值得注意的是，虽然喝咖啡有很多益处，但也要适量饮用。过量饮用咖啡不仅容易引起体内钙流失，增加发生骨质疏松的风险，而且还会消耗体内 B 族维生素，反而会加重疲劳感。这是因为 B 族维生素与神经、肌肉的协调有关，可保持神经系统的平衡和稳定，缺乏 B 族维生素的人会比较容易累。

由此可见，科学适量地饮用咖啡十分重要。为了避免和尽量减少咖啡对身体健康的负面影响，最大限度地发挥咖啡的积极作用，建议健康成年人每天咖啡因的摄入量不要超过 200 mg，相当于咖啡店一大杯（约 473 mL）现磨咖啡的量，且要首选喝纯咖啡，空腹时和饱餐后不要立即喝咖啡。此外，孕妇和乳母、儿童和青少年、患有骨质疏松的中老年人、高血压患者和心血管疾病患者不宜喝咖啡。

83/

加水能辨别白酒真伪吗

不能。在成品酒中加水后酒体浊变与否，不是检验酒质好坏的科学方法和判定真假白酒的标准。

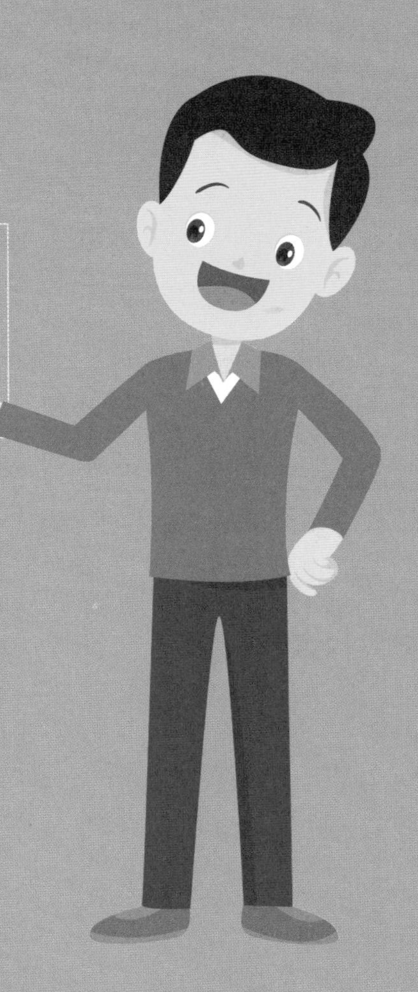

白酒加水浊变就是粮食酒，不浊变就是假酒吗？

专家表示，该方法并不能完全准确判定酒质量的好坏，反而会误导人们。在白酒酿造过程中会生成醇、醛、酸、酯类等多种物质，引起浊变的主要成分是高级脂肪酸酯（如棕榈酸乙酯、油酸乙酯、亚油酸乙酯）。而白酒生产企业一般都会采用科学的方式，降低高级脂肪酸酯含量，防止酒体浑浊。所以有些优质高档白酒加水也不会浊变。假如在纯酒精中（或以食用酒精为主体勾兑的白酒中）添加一定量高级脂肪酸酯成分，再加水降度也一样会浑浊。因此，在成品酒中加水后酒体浊变与否，不是检验酒质好坏的科学方法和判定真假白酒的标准。对酒体质量的判定需要专业的设备仪器测定理化指标，以及长期训练过的品酒师评定感官指标，二者结合才能判定酒的质量和真假。

另外，需要了解的是，我国白酒产品按加工工艺可分为 3 类，一是固态法白酒，即以粮谷为原料，经传统固态法发酵、蒸馏、陈酿、勾兑而成的，未添加食用酒精及非白酒发酵产生的呈香、呈味物质，具有本品典型香味的白酒；二是液态法白酒，即以含淀粉、糖类物质为原料，采用液态糖化、发酵、蒸馏所得基酒（或食用酒精），可用香醅串香或用食品添加剂调味调香，勾调而成的白酒；三是固液法白酒，即以固态法白酒（不低于 30%）、液态法白酒勾调而成的白酒。

采用上述 3 种工艺加工生产，符合《食品安全国家标准蒸馏酒及其配制酒》（GB 2757-2012）的规定，都是合格的白酒产品，不会对人体健康造成任何危害。

84/

红酒收藏越久越好吗

不是。红酒不是年份越久，酒的质量就越好。

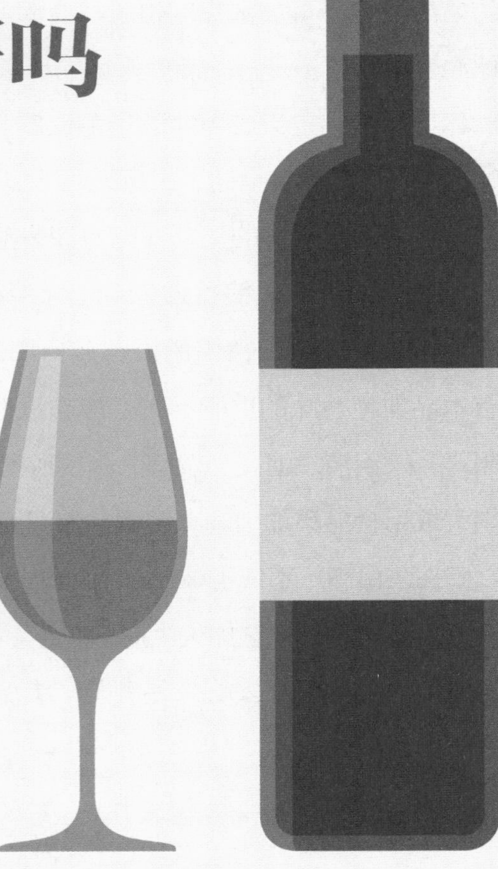

红酒，即红葡萄酒。常言道："酒是醇的香。"很多人都认为红酒像白酒一样也要看年份，收藏越久越好喝，但事实并非如此。

首先，红酒不是年份越久，酒的质量就越好。如果某一年的气温、降水等各方面条件都比较适合葡萄生长，那么这一年的葡萄品质就好，酿出的葡萄酒自然就好，这与年份是否久远无关。

其次，葡萄的品种、种植和酿造方式、熟成方式等条件可影响红酒的适饮期。不同的红酒，适饮期不同，只有很小一部分具有陈年潜力，可用于收藏，而市场上绝大部分中低价位葡萄酒的最佳适饮期在5年以内，不适合收藏。

此外，红酒的收藏需要严格的储存条件，环境的温度、光照和氧气等都会对酒的品质产生影响。红酒中的白藜芦醇具有降血脂、预防血栓和动脉粥样硬化等作用，但有光照时就会使其发生氧化反应，进而导致其含量降低。如果环境温度经常变化，则红酒中抗氧化物质的含量、颜色、香气等将会损失得更快。同时，氧气也会加速红酒中抗氧化物质的损失。并且，软木塞一般无法完全密封，氧气的进入也会导致抗氧化物质损失，使红酒的口味和营养价值降低。

因此，红酒在适饮期饮用最好，若想在家中长时间存放葡萄酒，则应放在隔热、阴凉处，可将酒瓶横放，使软木塞浸湿以预防红酒变质。

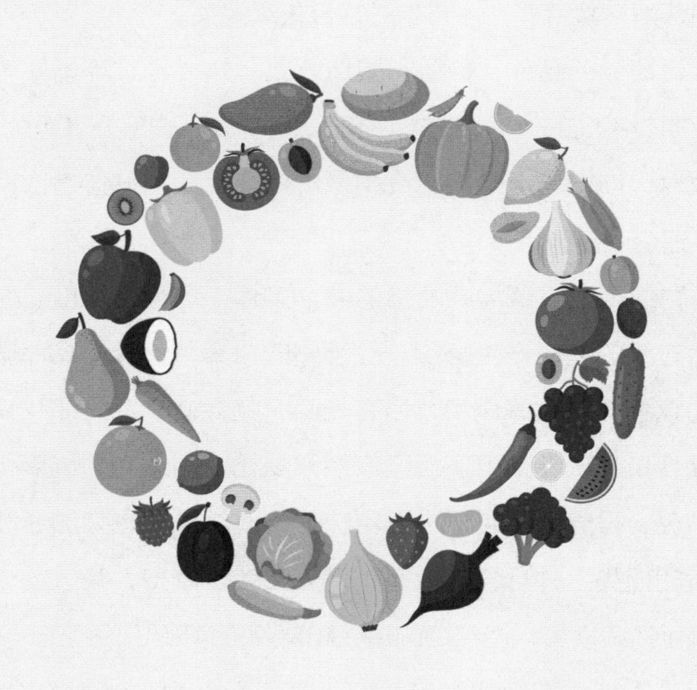

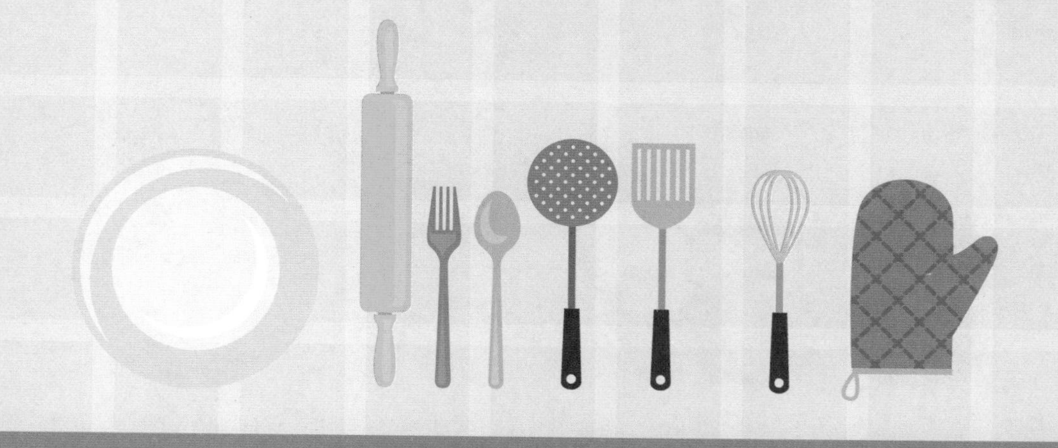

饮食习惯误区

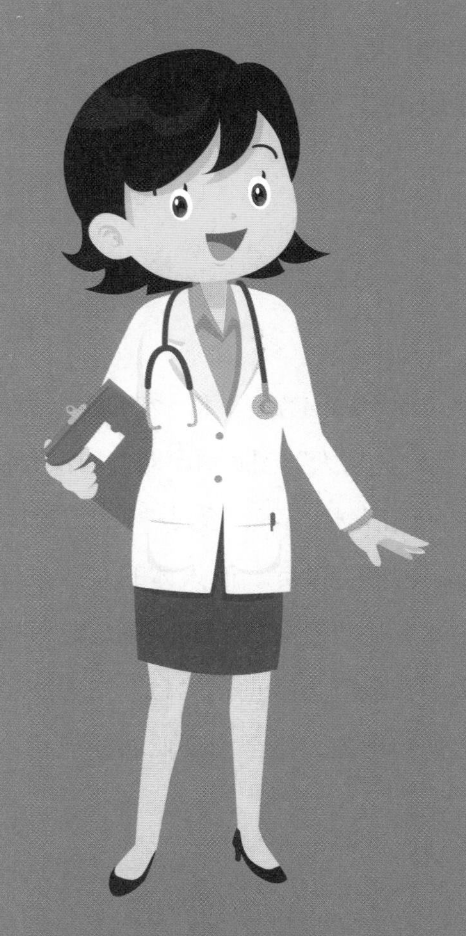

85/

不吃早餐健康吗

不吃早餐危害大，是非常不健康的生活习惯。

有一种冷叫“妈妈觉得你冷”，有一种健康叮嘱叫“妈妈说”，那么，妈妈说的“不吃早餐危害大”到底对不对，有没有科学依据呢？

答案是肯定的！正常情况下，经过一晚上的时间，我们前一天晚上摄入的营养成分早已消耗殆尽。而人体的血糖在晨起时是处于偏低状态的，不吃早餐就意味着没有足够的能量来应对日常紧张的工作和学习。在这种情况下，我们会感觉到倦怠，出现注意力不集中、脑力活动减慢、反应迟钝等现象，甚至出现低血糖症状，严重影响学习和工

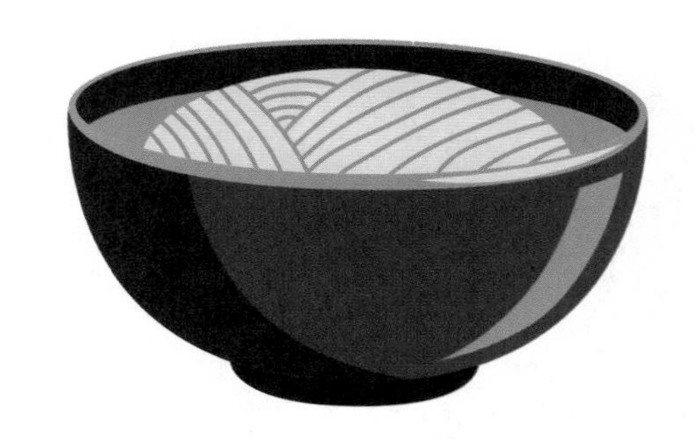

作质量。同时，机体为了获取能量，可能会动用机体储备的能量（主要以蛋白质和碳水化合物为主），这样不仅会影响机体功能，还会影响机体的免疫状况。

另外，不吃早餐对消化系统也存在很大的影响。因为早上吃早餐时会刺激机体分泌相应的胃肠道激素，其中胆囊收缩素可以促使胆囊收缩从而使胆囊中存储的胆汁进入胃肠道促进消化。而不吃早餐会导致胆囊内胆汁排出延缓或者障碍，使胆汁在胆囊中浓缩，进而增大患胆结石的风险。已有研究表明，不吃早餐的人群更容易患胆结石。并且，不吃早餐时，胃虽然处于饥饿状态，但是胃酸的分泌却是持续的，因而容易导致胃溃疡和胃炎。

值得注意的是，不吃早餐的人往往午餐和晚餐摄入较多，而晚上能量消耗较少，这样除了会增加胃肠道的负担，还容易导致肥胖。因此，想瘦身的人一定要吃早餐，而且要吃好。

不吃早餐危害大，其实大家都有一定的了解，只不过因为现代生活节奏的加快，很多人来不及吃早餐就出门了，其实这是非常不健康的生活习惯。因此，不管再怎么忙，也应该抽出一点时间来吃一顿健康的早餐。

86/

啤酒与海鲜同食后会相互作用，导致痛风吗

啤酒和海鲜都是高嘌呤的食物，搭配食用会导致嘌呤摄入过多，代谢后会增加血液中尿酸的浓度，并不是两者发生了特殊反应。

首先我们要知道什么是痛风？痛风的产生与尿酸密切相关。人体代谢会产生嘌呤，从食物中也会摄入嘌呤，嘌呤代谢之后产生尿酸，当人体承载的尿酸过高时则会引起痛风。啤酒和海鲜本身都是高嘌呤的食物，搭配食用会导致人体摄入过多嘌呤，代谢后则会增加血液中尿酸的浓度，并不是啤酒和海鲜两者发生了特殊反应。

另外，高嘌呤食物不止啤酒和海鲜，大豆制品、肉类、动物内脏等都是高嘌呤食物，都会增加血尿酸浓度。这些食物不论怎样搭配，都会对痛风患者或高尿酸血症患者不利，但对于血尿酸正常的健康人，并没有额外的坏处。

知道了真相的我们，应该为有一个好身体做点什么呢？

多喝水，少喝饮料　多喝白开水或淡茶水，每天的排尿量控制在 2000 mL 左右是最好的，另外要少喝含糖饮料等。

限制高嘌呤饮食　比如限制肉类、海鲜、动物内脏、浓肉汤、坚果、啤酒、白酒、各种豆类（如黑豆、绿豆）等食物的摄入量。但是，严格控制饮食也不能偏激，例如有人坚持吃素，但营养长期跟不上，反而会出现骨质疏松、营养不良的状况。

吃动平衡，心态好　多做有氧运动，如爬山、散步等。劳逸结合，注意睡眠，放松心态，乐观面对。

定期体检很重要　体检可以检查出身体中潜在的疾病。定期（一般 3~6 个月）进行尿酸检查，有效控制痛风发作。

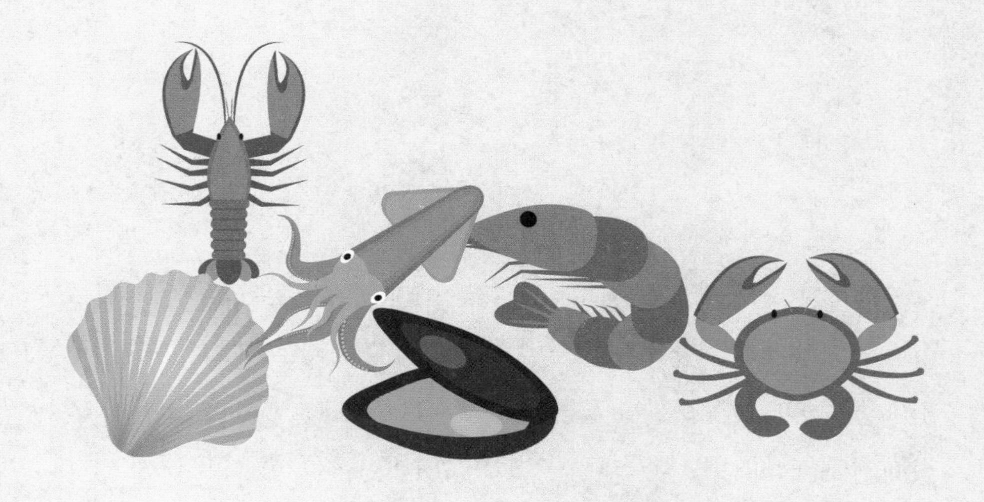

87/

菠菜和豆腐同食，会影响钙的吸收吗

菠菜和豆腐是可以一起吃的，将菠菜先用水焯一下（去掉其30% 的草酸），再与豆腐一起吃，就会减少草酸钙的形成。

从前，人们认为菠菜不可与豆腐一起吃，理由只有一个：菠菜中含有大量的草酸，会与钙结合成不溶性的沉淀。当然，食物中的草酸确实会与钙形成草酸钙，草酸钙是难溶性的物质。然而，这种说法并没有看到问题的另一个方面——菠菜当中也含有多种促进钙吸收利用、

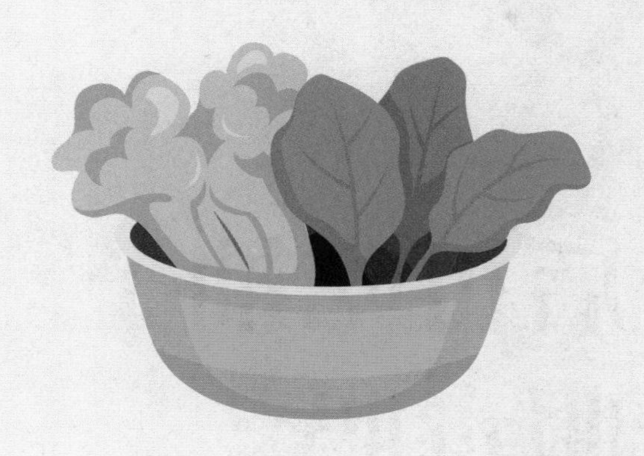

减少钙排泄的因素，比如丰富的钾和镁，还有维生素 K。维生素 K 具有促进骨钙形成的强大功效，主要存在于绿叶蔬菜和植物油中，100 g 菠菜的维生素 K 的含量达 415 μg。研究表明，如果在补充钙的同时增加维生素 K，可以促进钙沉积入骨骼当中，大大提高补钙的效果。

因此，专家表示，菠菜和豆腐是可以一起吃的，在炒菠菜豆腐的时候，将菠菜先用水焯一下，便可以将其中 30% 的草酸去掉，这样再与豆腐一起吃，就会减少草酸钙的形成。

类似的，还有关于小葱拌豆腐的传言，称葱里面含有草酸会与豆腐中的钙结合产生草酸钙，严重影响钙吸收。实际上，在小葱拌豆腐里，以豆腐为主，小葱只是作为一个配角，用量很少，根本不会产生太大影响。另一方面，小葱的草酸含量不高，而且每次大家食用的量也不是很多，不必过于担心。

88/

服药后再吃柚子等于服毒吗

不是所有的柚子都不可与药同吃，当柚子中的西柚的食用量和药品用量达到反应剂量才会引起相应的中毒反应，反之则没有任何影响。

柚子中含有糖类、维生素 B_1、维生素 B_2、维生素 C、维生素 P、胡萝卜素、钾、磷、枸橼酸等，具有丰富的营养价值，其品种多种多样。然而，有传言认为，服药后再吃柚子等于服毒，这是真的吗？

首先，不可否认的是，柚子中的西柚（又称葡萄柚、胡柚）富含一种名为“呋喃香豆素”活性成分，其具有抗菌、毒鱼、杀昆虫等作用，但同时也能抑制肝药酶的活性，而许多药物都需要经过肝药酶的代谢最终排出体外。如果服用这类药物的同时吃了西柚，药物不能被代谢而在体内大量蓄积，可能引起药效过强，影响治疗，甚至会出现不良反应，从而可能使原本是治病的药变成“毒药”。

但是，不是所有的柚子都不可与药同吃，柚子中主要是西柚对某些药物的吸收代谢影响比较显著，其他种类的柚子并没有明显的影响。并且，西柚的食用量和药品的食用量达到反应剂量才会引起相应的中毒反应，反之则没有任何影响。

因此，“服药后再吃柚子等于服毒”的说法是片面的。不过，食用时还是应注意适量。

那么，有哪些药不适宜与西柚一起吃呢？

降压药　如硝苯地平、尼莫地平、维拉帕米等，若同时服用，则会使血压骤降，轻则引起头晕、心慌、乏力，重则诱发心绞痛、心肌梗死或脑卒中。

降脂药　如阿托伐他汀、辛伐他汀、洛伐他汀等，同时食用易使肌肉疼痛、横纹肌溶解的可能性会增大，严重时还可能发生急性肾衰竭。

镇静安眠药　如地西泮（安定）、咪达唑仑等，若与西柚同时服用，则可能引起眩晕和嗜睡，高空工作者和司机用药期间尤其要注意。

避孕药　西柚能够抑制人体酶的代谢，因而会阻碍女性对避孕药的吸收。

由此可见，为了安全起见，服用相关药物前 3 天和服药后 6 小时内最好避免吃西柚或喝西柚汁，也尽量不要吃柑橘类（柠檬、甜橙）等水果。如果在此期间需要服用相关药物，则需咨询专业医生进行调整用药和用量。

89/

食用大量榴莲后，同食牛奶会导致咖啡因中毒吗

榴莲和牛奶中均不含有咖啡因，两者同食会导致咖啡因中毒明显是无中生有。

专家表示，从营养学的角度来说，尚没有确凿证据说明这两种食物“相克”,临床上也没有相关的案例。如果从食物中过量摄入咖啡因，确实会导致血压增高、心慌等症状，但是咖啡因对神经系统作用的时间很短，是一种比较安全的化合物。短时间内摄取超量的咖啡因（通常指超过 250 mg，相当于 2~3 杯咖啡），会导致中枢神经系统过度兴奋。但要达到致人死亡的程度，那么一个普通成年人则需要在有限的时间内摄取大约 140~180 杯咖啡。我们日常生活中的正常饮用是不可能发生这种情况的。

更值得注意的是，榴莲和牛奶中均不含有咖啡因，因此两者同食会导致咖啡因中毒明显是无中生有。就算同食榴莲与含少量咖啡因的饮料引起了不适，也与榴莲和牛奶没有关系。

类似的，还有关于“榴莲搭配酒精 = 夺命砒霜”的谣言。实际上，专家表示，榴莲会对代谢酒精的酶产生一定抑制作用，使酒精代谢的时间延长，但并不能直接表明榴莲、酒精同食会产生严重的后果。

因此，榴莲与牛奶同食并不会导致咖啡因中毒，否则市场上售卖榴莲冰淇淋、榴莲蛋糕的甜品店都要关门了。另外，榴莲跟酒精同食也不会产生夺命砒霜的恶果。

90/

柿子和酸奶同食会中毒致死吗

柿子和酸奶同食并不会导致中毒，不过最好间隔 2 小时以后再吃。

柿子中的有机酸有促进消化、提高食欲的作用；柿子中含有丰富的维生素，如其维生素 C 的含量比一般水果高出 1~2 倍，维生素 C 可预防牙龈出血、增强免疫力等作用。

从现代营养学的食物分类来看，酸奶属于动物性食物、奶制品，含有优质蛋白质和多种营养素。柿子属于植物性食物、水果，虽然营养丰富，但其中含有大量的有机酸类物质（主要是鞣酸）。若饮用酸奶的同时吃柿子，其中的有机酸类物质就会和酸奶中的优质蛋白质产生反应，生成不容易消化的凝块，从而刺激胃肠道，引起人体不适。柿子中的鞣酸会导致酸奶中的蛋白质不能被充分吸收，从而降低了酸奶的营养价值。

因此，柿子和酸奶最好间隔 2 小时以后再吃。不过，柿子和酸奶同食并不会导致中毒。

既然知道了其中的问题，吃柿子时就应该注意以下几点：

1. 柿子和蛋白质含量高的食物最好分开吃。

2. 选柿子要选熟的。没有成熟的柿子中鞣酸的含量多，吃了容易产生不适感。如果选了没有成熟的柿子，就需要进行人工脱涩或者放置一段时间后才可食用，还可以和苹果等其他水果放在一起，帮助脱涩。

3. 不大量食用，尤其是禁忌人群尽量不要食用，包括患有急慢性胃炎、消化不良等胃肠道症状者以及胃大部切除者。

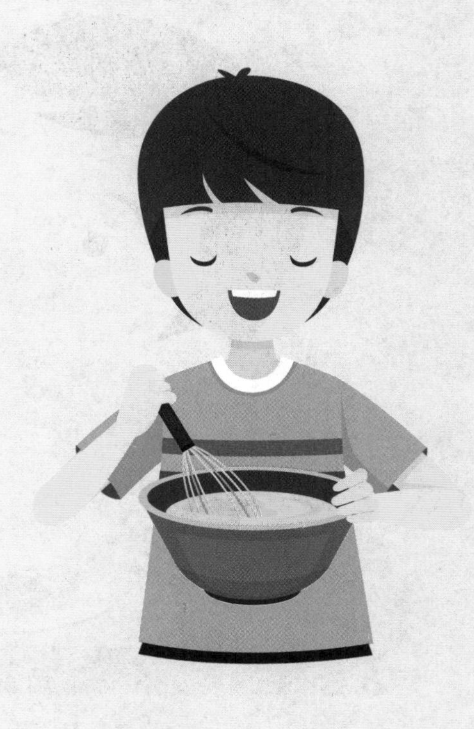

91/

山楂丸、消食片能当零食吃吗

不能。最好不要常吃山楂丸、消食片等，可以通过多吃新鲜蔬果、少吃油脂含量高的食物等方式，改善消化不良等症状。

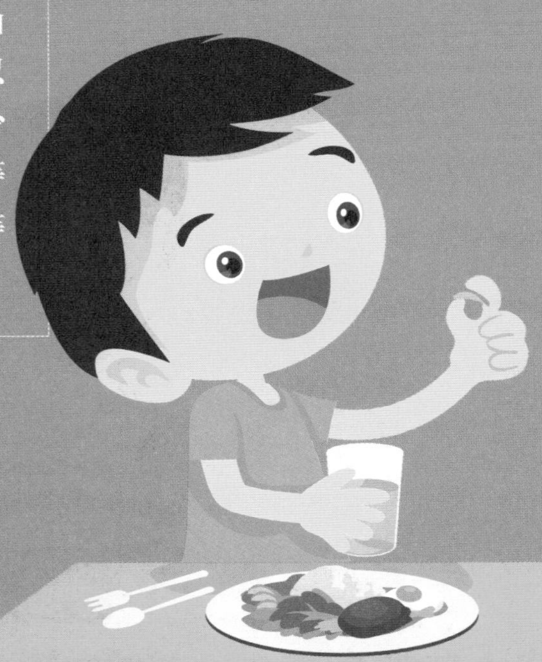

山楂丸、消食片都有促进消化的作用，而且口味良好，因此成了很多人饭后经常食用之品。但需要注意的是，山楂丸、消食片不能当零食经常食用。

山楂丸、消食片虽能促进食欲，但也会促进胃酸分泌增多，因而消化性溃疡、胃食管反流症等相关疾病患者应慎用。同时，制作山楂丸、消食片中常用蜂蜜、蔗糖等辅料，常吃容易使血糖升高，因而糖尿病患者应慎用。另外，中医学认为，山楂属热性，如果消化不良的儿童把山楂丸或消食片当零食吃，则容易生内热，进而引起不适。

此外，消化不良患者常有嗳气、腹胀等不适症状，如果长期如此，则应引起重视，而不是选择吃消食药。由于消化系统疾病症状不明显，自行乱吃消食药可能会延误疾病的早期诊断和正确治疗。

因此，最好不要常吃山楂丸、消食片等，可以通过多吃新鲜蔬果、少吃油脂含量高的食物等方式，改善消化不良等症状。

92/

零脂肪等于零能量吗

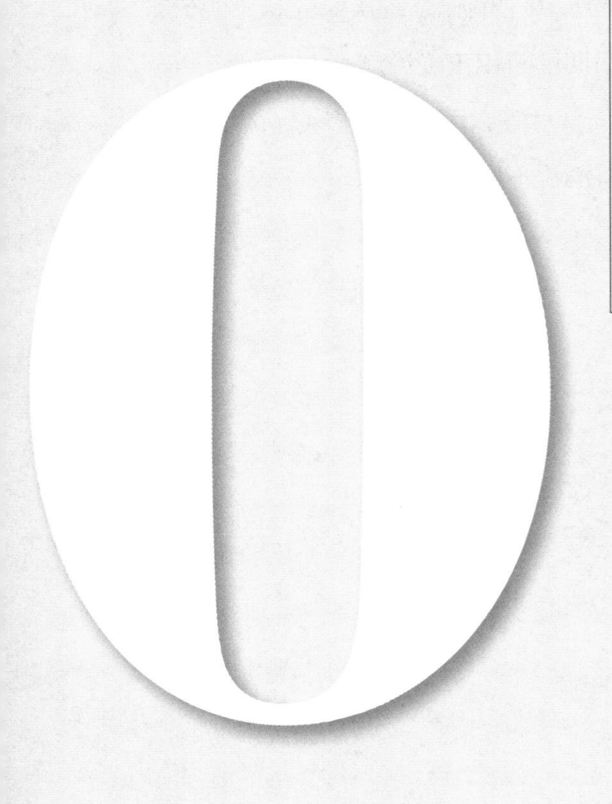

零脂肪不等于零能量。长期饮用添加了蔗糖、果糖、葡萄糖等的零脂肪饮料容易引起肥胖、糖尿病等疾病，危害身体健康。

现在，市场上有很多饮料包装上标有“零脂肪”的字样，很多人都认为这种饮料没有热量，可以多喝。但其实这种想法是错误的，零脂肪只能说明饮料中不含脂肪，并不等同于零能量。

维持我们生命和健康所需的营养素主要有碳水化合物、脂类、蛋白质、矿物质、维生素和水，其中碳水化合物、脂肪和蛋白质经体内氧化都可以产生能量，称为“产能营养素”。一般，1 g 碳水化合物在体内氧化产生能量 4 kcal、1 g 脂肪产生能量 9 kcal、1 g 蛋白质产生能量 4 kcal。

由于我们所需要的大部分营养来源于食物中，所以只要食物中含有这 3 种产能营养素之一，就能为我们提供能量。因此，如果一种食品中不含有这 3 种营养素或含量较少，那么这种食品就不含能量或能量较少。由此可知，标有“零脂肪”的食品并不等于零热量，若这种食品中还含有碳水化合物、蛋白质等，就还是有能量的。

因此，零脂肪不等于零能量。并且，即使是零脂肪，也可能会由于添加了蔗糖、果糖、葡萄糖等而增加能量，长期饮用容易引起肥胖、糖尿病等疾病，危害身体健康。

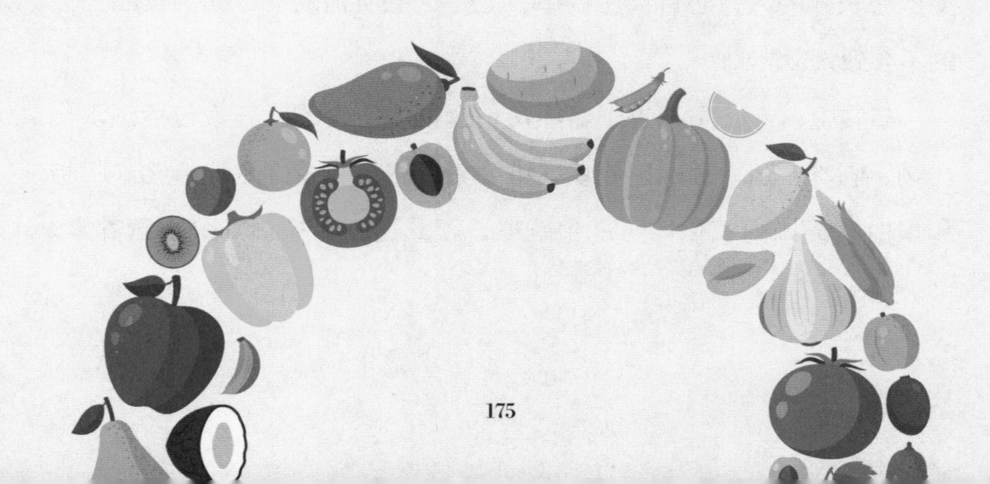

93/

零脂肪的食品一定吃不胖吗

零脂肪食品并不是一定吃不胖，对于零脂肪食品也要注意控制摄入量。

随着人们对健康饮食的关注度日益提高，许多食品生产厂家为了吸引追求健康饮食的消费者，打出了“零脂肪”的宣传口号。这让很多担心长胖的人，心甘情愿买单，但是这些所谓的“零脂肪食品”真的不会致人发胖吗?

事实上，零脂肪不等于零热量！食物中所含的营养素包括碳水化合物、脂类、蛋白质、矿物质、维生素和水。其中碳水化合物、脂肪和蛋白质经体内氧化均可产生能量，因此这三者被称为产能营养素。

零脂肪只是表示其中脂肪含量为 0，但若其中含有碳水化合物和添加的糖等，同样是有能量的。

市场上的零脂肪食品，其营养成分表上脂肪这一栏的数值确实为 0，但是仔细观察会发现，其糖含量通常会很高，在一些零脂肪饮料的配料表里，也能找到葡萄糖、白砂糖的身影。这是因为商家为了增加零脂肪食品的口感和口味，在制作和加工这些食品时，脂肪常常被糖替代。由此可见，零脂肪食品可能添加更多的糖，而糖是有能量的，1 g 糖含有 4 kcal 能量。

另外，肥胖的根本原因是摄入的能量高于消耗的能量，造成能量过剩。相对于碳水化合物和蛋白质这两种产能营养素，富含脂肪的食物口感好，容易激发食欲，使人摄入更多的能量，所以很多人误以为脂肪是导致肥胖的唯一因素。殊不知，碳水化合物、蛋白质、脂肪作为人体三大供能物质，无论哪一种摄入过多，都会使摄入的能量超出了人体消耗的能量，引起能量过剩，使人发胖。

因此，零脂肪食品并不是一定吃不胖，对于零脂肪食品也要注意控制摄入量！

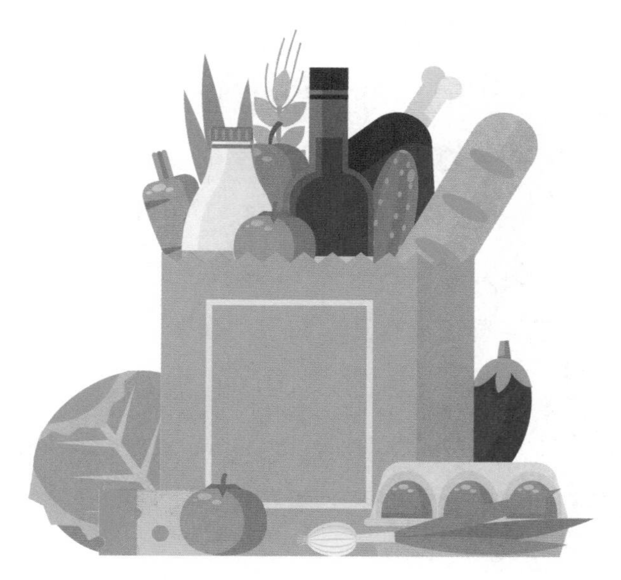

94/

吃火锅怎样搭配才健康

吃火锅要合理选择锅底，科学选择配菜，讲究涮菜顺序，不宜饮用冰镇饮料。

听说，忘穿秋裤的冬天和涮火锅是绝配哦！但是火锅店菜品繁多，你知道哪种火锅底料最健康？荤素怎么搭配最营养？什么样的涮菜顺序肠胃负担最小？哪些食物可以消除油腻，防止上火呢？

首先是锅底的选择。日常最常见的锅底有清汤、骨头汤、滋补中药汤、酸菜汤、麻辣汤和鸳鸯汤。有研究表明，涮汤锅中的亚硝酸盐含量是随着涮菜时间不断上升的，其中又以酸菜汤中亚硝酸盐的含量最高。同时，为了让食物更加入味，火锅锅底一般都是以动物肉类或骨头为底料熬制而成的，存在胆固醇和嘌呤过量的问题。而麻辣锅底会另外添加牛油和辛辣调料品，存在油脂和盐分超标。因此，最好选择清汤锅底，若想喝汤，就要在涮菜之前喝，而不要喝久煮过后的火锅汤。

其次是火锅配菜的搭配。肉类似乎是火锅永远的“主角”，但火锅的配菜最好是参考中国居民平衡膳食餐盘，应该包含谷薯类，蔬菜类，水果类，鱼、虾、肉类和豆类。蔬菜和水果含有大量的维生素和纤维素，不仅能补充维生素、消除油腻，还能起到清凉去火的作用，与含有膳食纤维的谷薯类搭配有助于减少脂肪和胆固醇的吸收。另外，可以适当吃一些菌藻类,起到提鲜的作用。鱼虾和肉类应尽量选择新鲜的产品，少吃预制的肉丸和火腿、动物内脏等产品。

最后是火锅的最佳涮菜顺序。相信很多人吃火锅时,都是先吃肉类、海产品，然后是蔬菜、水果，最后可能象征性地摄入一点主食或不吃主食。其实，这样的进食顺序是非常不利于肠胃健康的。最佳的顺序先后依次是粮谷类、蔬菜类、肉类，吃完火锅 30~40 分钟后吃些水果。当然，也可以在涮火锅之前吃一些水果、蔬菜和含淀粉类的主食，既可增加饱腹感，控制食量，避免之后摄入过多高脂肪食物，又可减少肠胃负担，保护胃肠健康，有益平衡膳食。

此外，很多人喜欢在吃火锅时，喝冰镇饮料来消除火锅带来的所谓的“上火”。但事实上，这样一冷一热非常容易损伤胃黏膜，或导致上吐下泻等胃肠道应激反应。因此，吃火锅时建议喝白开水，不仅能补充吃火锅时出汗所消耗的水分，还可以缓解因摄入过多盐而造成的口渴。

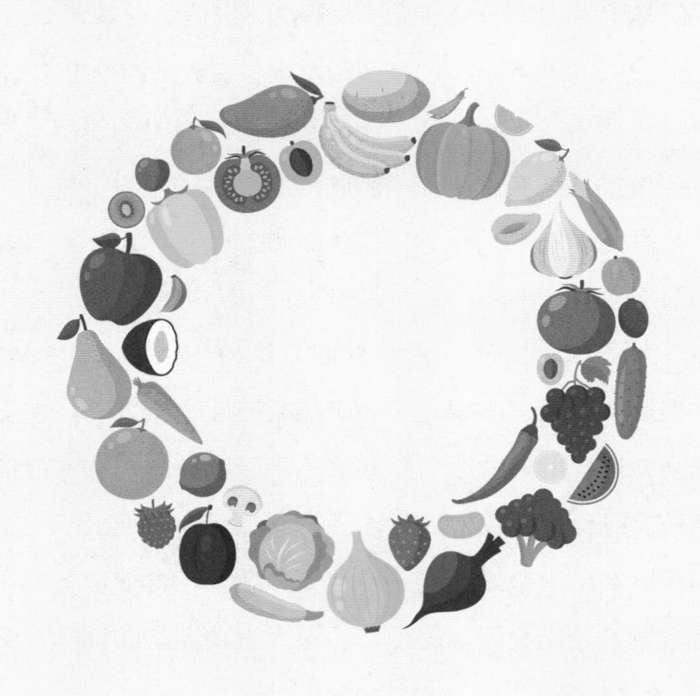

饮食器具使用误区

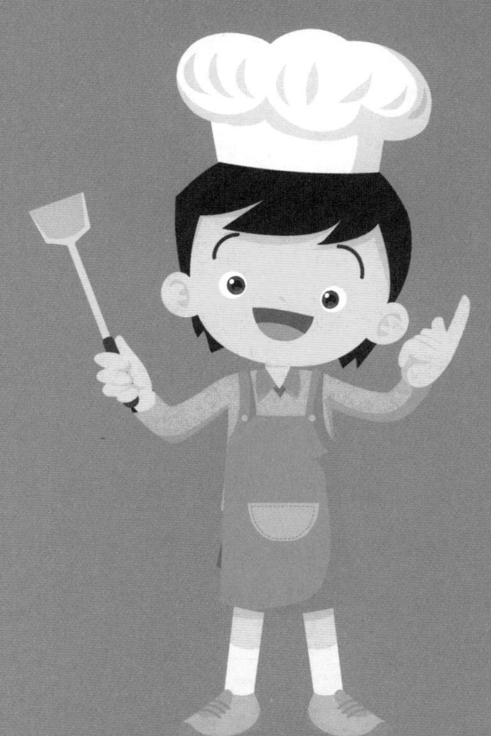

95/

铁锅烹调会帮人补铁吗

通常家里的长辈们总会跟我们说："用铁锅做菜能补铁。"也有的人说："我有贫血，是不是应该用铁锅做菜？"

对于这一问题，可以肯定的是，用铁锅烹调的确能提高菜肴中铁的含量，但铁的这种来源，多被称为烹调器具带来的金属污染。因为在烹调时，铁锅壁上的铁被铲子剐蹭后，会有微量的碎屑掉落，当接触到酸性物质时，就会变为铁离子，混入到食物中，进而铁含量就会增加，因此铁锅的这种"补铁"作用与有机会进入食物中铁的多少、食物与铁锅接触的时间长短、食物的酸度等有关。

然而，目前国内外没有研究显示，靠铁锅溶出铁的方式可以解决人体贫血的问题。并且，自古以来，我国大部分人都是用铁锅做菜的，但贫血人数仍然很多，由此可见，铁锅中铁的利用率并不高。

食物铁的最好来源是动物瘦肉、动物血和肝脏等，这些食物不仅铁含量高，而且是血红素铁，容易被机体利用。另外，绿叶蔬菜、黑豆、木耳、桂圆等植物性食物也可提供一部分膳食铁。

96/

冰箱不是“保险箱”，怎样存储才科学

随着人们的生活水平不断提高，冰箱已经成为家中必备电器之一了。很多人都把冰箱当成了“保险箱”，对于不管是刚从超市买来的新鲜食材，还是饭后剩下的饭菜，都放进冰箱中，认为这样既能保证食材新鲜，又能保存其营养，但事实真的是这样吗？

当然不是。冰箱虽然可以保鲜，但也要科学使用。冰箱内的冷藏温度最佳为 4℃至 8℃，冷冻温度为 –18℃。因为细菌在此温度环境下的滋生速度会减慢，但也有一些细菌如耶尔森菌、李斯特菌等，在此温度下仍然可以存活，被食入后易引起感染肠道疾病。

另外，冷藏冷冻会加速食物的分解速度，从而造成营养成分的流失。因此，要注意食材在冰箱的存放时间。一般蔬菜水果的冷藏期限是 3~4 天，最多不要超过 1 周；肉和熟食的最佳冷藏期限为 1~3 天，最多不要超过 4 天；虾、蟹等海鲜食品冷冻保存最好不要超过 3 个月，建议少买快吃。

97/

微波炉加热食物会产生危害吗

对于合格的“可微波加热”的塑料容器，是相对安全的。

微波是一种高频率的电磁波，它本身并不产生热量。其加热的原理主要是由于这种微波能穿透食物达 5 cm，并使食物中的水分子和其他极性分子随之运动，剧烈的分子运动产生了大量热能，从而起到加热的作用。然而，有些人认为，微波是一种辐射，会损害身体健康。那么，微波炉加热食物究竟会不会产生危害呢?

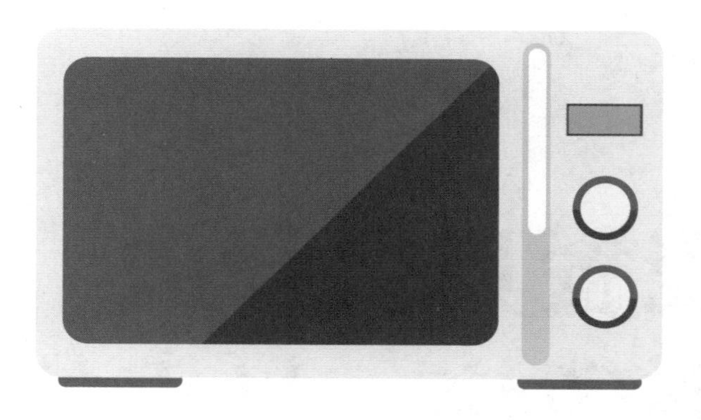

其实，微波与收音机、电报所用的电波、红外线以及可见光本质上是一样的，都属于一种电磁波，其差别主要在于频率的不同。微波是否伤害人体主要取决于能量的强弱，而微波炉是由科学家们经过大量研究后找到的对人体伤害最小微波功率所制成的，因此，只要是符合国家标准生产的微波炉，使用中没有损坏，是不会危害人体健康的。

此外，还有不少人担心微波炉加热塑料容器中的食物会不会产生有害物质。事实上，有些塑料在受热时确实可能会释放出一些有害的成分。不过大家不用担心，国家相关部门通过测定了各种塑料容器在正常微波炉加热中可能释放到食物中的有害物质的量，并制定出了标准，即要求低于动物实验确定的有害剂量的百分之一甚至千分之一，才可以标注为“可微波加热”。所以，对于合格的“可微波加热”的塑料容器，是相对安全的。当然，如果还是不放心，也可以选择使用陶瓷或玻璃容器加热。

98/

仿瓷餐具会释放甲醛致癌，是真的吗

仿瓷餐具，又称为密胺餐具，是用三聚氰胺和甲醛聚合而成的树脂。有的人认为，这种材料结实耐用，很适合作为孩子们的餐具。但是也有人认为，这种仿瓷餐具会释放甲醛致癌，不能给孩子们用。那么，到底这种仿瓷餐具会不会释放甲醛致癌呢?

事实上，这种仿瓷餐具在使用过程中确实会释放一定量的甲醛、铅、铬等重金属。但是，我国对密胺餐具也有专门的要求，对其中主要涉及的安全性指标也都做了限定。因此，合格的密胺餐具释放的微量甲醛和重金属并不会对健康造成危害，可以放心使用。

不过，如果是在小摊小贩或路边小店购买的价格较低的仿瓷餐具，就很难说了。因为有些不良厂家为了节约成本，会用比较便宜的脲醛树脂冒充密胺树脂，或混入密胺做成混合树脂。而脲醛树脂在使用时释放的甲醛量会明显多于密胺树脂，很容易甲醛超标，损害身体健康。因此，建议大家通过正规渠道购买。

另外值得注意的是，即使合格产品在高温和酸碱环境下也不宜使用。

99/

真空包装食品绝对安全吗

真空包装食品技术不仅给人们带来了生活的方便，也引起了大家对于真空包装食品安全性的关注。

真空包装减少了包装内的氧气含量，可以防止包装食品腐败变质，保持食品的色香味，并延长保质期。众所周知，食品发霉变质主要是由微生物活动造成的，而大多数微生物需要氧气才能生存，真空包装就是将包装袋内的氧气抽掉，使微生物没有适宜的生存环境从而保护食品不变质。

不过，真空包装食品并非绝对安全。就真空包装这种包装形式而言，本身并没有问题，但由于真空包装的安全性受到多种条件的共同影响，如被包装食物本身的性质、包装材料的性质、包装印刷材料性质、包装工艺以及运输及销售环境温度控制等。任何环节不合格都会影响食品的安全。例如，用于肉类、蔬菜、熟食等不规则食物的包装，难以将包装内的空气抽尽；对于某些厌氧微生物，抽走氧气并不能阻止其腐败食物；不合格的包装材料和包装工艺不仅不能起到保护作用，甚至可能对食物造成污染；非食品级的包装印刷油墨可能会污染食物等。

因此，在购买真空包装的食品时，应避免胀袋、有异味、标识不齐全的真空包装食品。同时，要格外留意产品的生产日期、保质期及储存要求。最好现买现吃，不要在冰箱中长期存放。

100/

筷子和案板长期不换会产生致癌物吗

黄曲霉毒素的产生所需条件比较苛刻，只要注意及时清洗和晾晒筷子和案板，就不必过于担心。

据说，家里用的筷子和案板长期不换，会污染黄曲霉毒素，从而导致癌症！筷子和案板说："抱歉，这个锅，我们不背！"

认识霉菌

霉菌是自然界普遍存在的一类微生物，特别喜欢在温暖潮湿的地方生长，引起常见的"长毛"现象。多数霉菌并不影响健康，不少还被用于食品工业中，如酿酒用的红曲霉等。但有些霉菌在适宜的条件下会产生毒素，成为危害健康的凶手。前面提到的黄曲霉毒素，是黄曲霉和寄生曲霉等霉菌在适宜条件下所产生的毒素。黄曲霉毒素是个大家族，有多个成员，其中 B_1 毒性最强也最常见，是大家需要重点防范的对象。

黄曲霉毒素：养我，挺不容易

霉菌生长是一回事，产毒又是另一回事。霉菌产毒所需条件比较苛刻，黄曲霉毒素也不例外。首先，生长的霉菌种类要对，如黄曲霉和寄生曲霉，并且它们还必须携带产毒基因。其次，要有适宜的基质。营养丰富的食品往往更适合作为霉菌生长和产毒的温床。另外，适宜的温度、湿度、酸碱度等条件也必不可少。

最容易生长黄曲霉毒素的食物有大米、花生和玉米等，而筷子和案板对于曲霉而言并不是那么“好吃”，想让它产生黄曲霉毒素着实不易。

总之，霉菌产毒的关键：首先，长霉一定得是黄曲霉或寄生曲霉等菌种；其次，霉长对了，还要有一定的产毒能力；最后，能力有了，还得有适宜的温床。否则，黄曲霉毒素绝不会无中生有。

如何防霉

防霉，需要根据霉菌生长和产毒的要求反其道而行。

第一，“你喜温湿我来干”。筷子盒应该通风、有出水孔，避免存水。案板要选用不易吸水的材质，如塑料或竹制案板，用完后要及时清洗和晾晒。

第二，“你要养来我不供”。筷子、案板等用完后要清洗彻底，不要有食物残留。

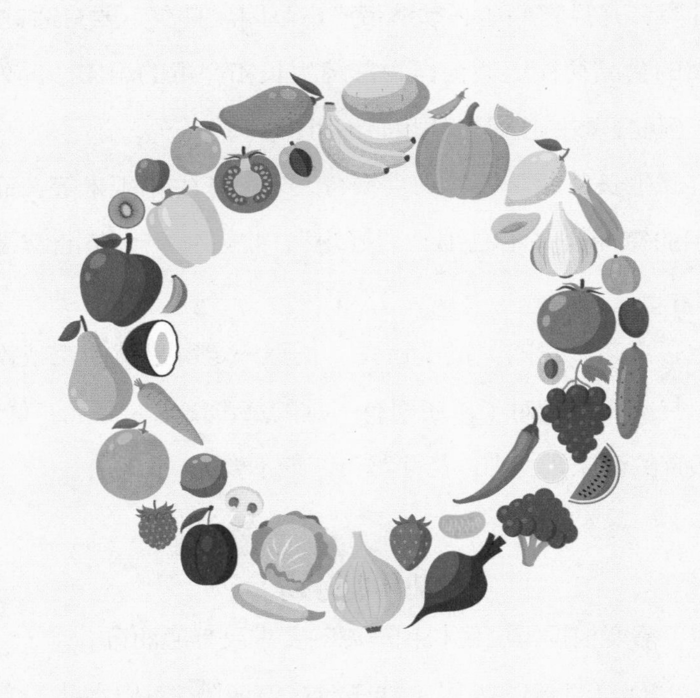